现代临床护理规范

胡顺苗　姚伟琳　周秀卿　韩珍珍　任　民　李　学◎编著

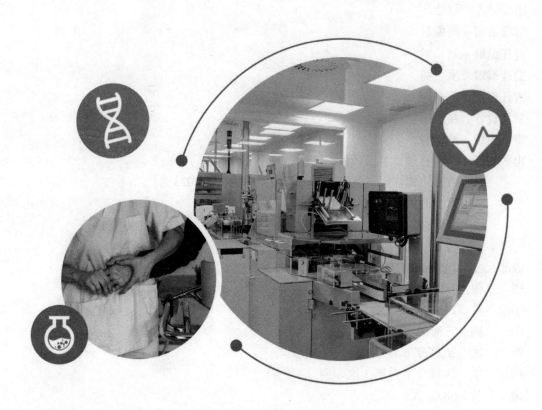

四川科学技术出版社

图书在版编目（CIP）数据

现代临床护理规范 / 胡顺苗等编著 . -- 成都 : 四川科学技术出版社 , 2024.6
ISBN 978-7-5727-1384-2

Ⅰ . ①现… Ⅱ . ①胡… Ⅲ . ①护理－技术操作规程
Ⅳ . ① R472-65

中国国家版本馆 CIP 数据核字 (2024) 第 111281 号

现代临床护理规范
XIANDAI LINCHUANG HULI GUIFAN

编　著　胡顺苗　姚伟琳　周秀卿　韩珍珍　任　民　李　学
出 品 人　程佳月
选题策划　鄢孟君
责任编辑　刘　娟
助理编辑　罗　丽
责任校对　范贞玲
封面设计　星辰创意
责任出版　欧晓春
出版发行　四川科学技术出版社
　　　　　成都市锦江区三色路 238 号　邮政编码　610023
　　　　　官方微博　http://weibo.com/sckjcbs
　　　　　官方微信公众号　sckjcbs
　　　　　传真　028-86361756
成品尺寸　185 mm×260 mm
印　张　7.25
字　数　145 千
印　刷　三河市嵩川印刷有限公司
版　次　2024 年 6 月第 1 版
印　次　2024 年 6 月第 1 次印刷
定　价　58.00 元

ISBN 978-7-5727-1384-2

邮　购：成都市锦江区三色路 238 号新华之星 A 座 25 层　邮政编码：610023
电　话：028-86361770

前　言

　　护士是与患者联系最多的人群之一，护理效果在很大程度上决定了患者对疾病治疗的满意度。目前，随着人们的教育水平和生活水平不断提高，除护理工作的范围和内容有新的变化外，人们对护士的要求也越来越高。护士只有具备更高学历、多学科知识和较强的护理技能才能更好地适应人们的要求，满足社会的需要。

　　近年来，现代医学及护理学进入全面快速发展时期，为了使广大护士能够适应现代医学及护理学的发展，笔者本着实用、科学的原则，结合长期在临床一线工作的护理经验，编写了这本《现代临床护理规范》。

　　本书先从基础出发，叙述了急诊常见症状护理，然后详细讲述了肿瘤患者的相关护理，接着围绕骨科、儿科、普外科、神经内科的临床常见疾病症状和体征，应用医学基础理论，阐述各种疾病发生的机制、原因、临床表现等，总结出综合的护理评估要点，提出护理目标和可行的护理措施。在本书的编写过程中，笔者参考了大量有关资料，吸收了先进的护理理论，同时与临床实践相结合，期望能为临床护士进行临床护理工作提供一定参考。

CONTENTS 目录

第一章 急诊常见症状护理

第一节 发热护理

一、概述

发热是指病理性体温升高，其病因为致热原作用于体温调节中枢或体温调节中枢本身功能紊乱，使产热大于散热，体温超出正常范围。正常人体温一般在 36.3～37.2℃（以口腔温度为例），正常体温在不同个体之间稍有差异，且受个体内、外部因素的影响稍有波动，一日内体温波动在 1℃以内。临床将发热的程度（以口腔温度为例）分为：低热（37.3～38.0℃）、中等热（38.1～39.0℃）、高热（39.1～41.0℃）、超高热（>41.0℃）。发热常见于各种急性感染和急性传染病，如肺炎、流行性感冒、肺脓肿、肺结核、渗出性胸膜炎、败血症等。如果体温超过 40℃需紧急处理。

二、病因

引起发热的病因很多，通常分为感染性发热和非感染性发热两大类，前者更常见。

（一）感染性发热

感染性发热包括各种病原体引起的全身或局灶性感染、传染性疾病等，而各种病原体中以细菌最常见，其次为病毒。

（二）非感染性发热

非感染性发热主要包括：①中枢性发热，如脑外伤、脑出血等，是体温调节中枢直接受损所致。②变态反应性发热，如输液、输血等输入致热原所致。③内分泌疾病，如甲状腺功能亢进症、嗜铬细胞瘤等。④物理因素，如夏季中暑等。

三、热程

发热按热程分为急性发热和长期发热。急性发热是指热程小于 2 周的短期发热，临床最常见，多见于各种急性传染病或急性感染等，如流行性感冒、上呼吸道感染、肺炎等。长期发热一般指热程在 2 周以上的发热，多见于一些慢性疾病，如结核病、慢性肺脓肿、恶性肿瘤等。

四、热型

准确掌握患者的热型，往往能够迅速指导医护人员判断病因。常见热型主要有以下几类：①稽留热，体温持续在 39～40℃、达数天或数周，24 h 波动范围不超过 1℃。多见于大叶性肺炎、伤寒高热期、流行性乙型脑炎、系统性红斑狼疮等。②弛张热，体温在 39℃以上，24 h 体温波动在 1℃以上，体温最低时仍高于正常水平。多见于败血症、风湿热、脓毒血症、重症肺结核及恶性组织细胞病。③间歇热，体温骤升至 39℃及以上，持续数小时，又迅速降至正常水平，无热期持续 1 天至数天，如此交替出现。多见于疟疾、急性肾盂肾炎、局限性化脓性感染等。④回归热，体温急剧升高超过正常值，持续数天后又骤然下降至正常水平，高热期与无热期各持续若干天。见于霍奇金病等。⑤波状热，体温逐渐升高超过正常值，数天后逐渐下降至正常水平，持续数天后再次逐渐上升，然后再逐渐下降，呈波浪状，如此反复多次。常见于结缔组织病、恶性肿瘤、腹膜炎等。⑥不规则热，发热持续时间不等、体温波动无一定的规律，呈不规则波动。常见于结核病、风湿热、渗出性胸膜炎、支气管肺炎等。⑦双峰热，体温曲线在 24 h 内有两次高热波峰，形成双峰。多见于革兰阴性杆菌败血症。

五、护理评估

（一）病史

通过询问病史，了解发热的特点、伴随症状、热型、流行病学及个人史，寻找发热的可能原因和诱因。

1. 发病季节

冬春季以呼吸道感染、流行性脑脊髓膜炎等多见；夏秋季以急性肠炎、细菌性痢疾、流行性乙型脑炎、伤寒等较多见。

2. 伴随症状

发热伴鼻塞流涕、咽痛、咳嗽等应考虑流行性感冒、肺炎、肺脓肿等呼吸系统疾病；发热伴有咳嗽、咳痰、咯血、胸痛，见于支气管、肺、胸膜疾病，如肺炎、支气管炎、胸膜炎等；发热伴头痛、呕吐、意识障碍应考虑中枢神经系统感染，如流行性脑脊髓膜炎、结核性脑膜炎等；发热伴尿频、尿急、尿痛应考虑尿路感染等。

3. 热型评估

伤寒、副伤寒及肺炎球菌性肺炎为稽留热；败血症、肺结核、深部脓肿等呈弛张热；间歇热多见于局限性化脓性感染等。在未应用抗生素、肾上腺皮质激素等特殊药物治疗时，对热型的诊断非常重要。

4. 流行病学及个人史

接诊发热患者必须询问"TOCC"史。①"T"即旅行史，询问患者最近两周内有没有去过传染疫区。②"O"即职业史，询问患者是否从事与传染病相关的职业。

③"C"即接触史，询问患者最近两周内有没有密切接触过有类似症状的人。④最后的"C"即群聚史，询问患者家里、工作单位、学校等密切接触的人有没有类似症状。如患者有上述"TOCC"史，则应立即遵循空气传播的隔离与防护原则进行处理。

（二）体征

1. 皮肤

发热患者皮肤的干、湿度，皮疹，出血点等改变都有重要的意义。如皮疹见于猩红热（唇周苍白）、流行性出血热（醉酒貌）、伤寒（伤寒面容）、红斑狼疮（蝶形红斑）等；皮肤有出血点常提示重症感染，包括败血症、流行性脑脊髓膜炎、感染性心内膜炎、流行性出血热等；发热伴皮肤黄染要注意重症肝炎和急性溶血等。

2. 淋巴结

局部淋巴结肿大常提示有局限性急性炎症。口腔和咽部感染常有颌下淋巴结肿大，下肢感染有腹股沟淋巴结肿大。全身性淋巴结肿大可见于全身性感染疾病，如结核病、弓形虫病、人类免疫缺陷病毒（HIV）感染。

3. 其他

发热伴呼吸急促、口唇发绀多见于重症肺炎；发热伴皮肤黏膜出血可见于重症感染及急性传染病；发热并闻及肺部干、湿啰音可见于呼吸系统感染，如肺脓肿、肺炎等；发热伴心脏杂音、心包摩擦音或心包积液体征等可见于心血管系统疾病如感染性心内膜炎等；发热伴多器官功能损害可见于败血症等。

（三）辅助检查

经询问病史和体检不能明确发热原因者，应选择适当的辅助检查。

1. 血液学检查

发热患者血液学检查常有异常。血红蛋白减少、血小板减少、白细胞减少或形态异常提示有血液系统疾病；白细胞计数增高或出现分类异常提示体内有细菌或病毒感染；血培养阳性提示有败血症或脓毒血症；各种血清抗体检查可帮助诊断相应病原体的感染。

2. 脑脊液检查

根据脑脊液检查时脑脊液的压力、蛋白量、细胞数和病原体检查，有助于诊断流行性脑脊髓膜炎、结核性脑膜炎或病毒性脑膜炎。

3. 尿液常规检查

尿液常规检查有助于尿路感染等的诊断。

4. 痰液检查

痰液的量、色、气味及性质具有诊断价值，如大量脓痰多见于支气管扩张、肺脓肿。进一步进行痰细菌学培养和痰涂片，寻找结核分枝杆菌、癌细胞、肺吸虫卵、阿米巴滋养体等对诊断具有重要意义。

六、鉴别诊断

（一）高热型中暑

高热型中暑患者体温可高达41℃。该病起病急骤，主要表现为头昏、头痛、恶心、呕吐、烦躁不安、嗜睡、皮肤无汗、呼吸与脉搏加快、瞳孔缩小等。患者血压起初升高、终期降低。如抢救不及时，患者很快转入抽搐、昏迷。高热型中暑是中暑中最严重的一种，死亡率较高。

（二）中毒性菌痢

中毒性菌痢以毒血症、休克和中毒性脑炎为主要临床表现，而腹泻、呕吐等不一定严重。患者常于发病前一周内有不洁饮食史，起病急骤，突然高热，体温可达40℃。

（三）甲状腺危象

该病为甲状腺功能亢进症恶化时的重要表现，见于感染、精神刺激、手术等各种应激刺激后或患严重躯体疾病、口服过量甲状腺激素。患者出现高热，体温常在39℃以上，伴极度乏力、心悸、心动过速、多汗、气短、烦躁，可有厌食、恶心、呕吐、腹泻等临床表现，病情发展快，病死率较高，应立即抢救。

七、急诊处理

（一）一般处理

将患者置于安静、舒适、通风环境中，绝对卧床休息。危重患者应首先予以监护、吸氧、开放静脉通道等稳定生命体征，降低高热对各脏器的不良影响。

（二）降温

1. 物理降温

物理降温作用迅速、安全，适用于儿童、老年人和体质较差的高热患者。物理降温应遵循热者冷降，冷者温降的原则。当高热开始，皮肤血管强烈收缩甚至发生寒战时，不予患者退热处理，且应注意保暖。寒战后体温迅速上升，此时可行物理降温：①温水擦浴。水温32～35℃，历时15～30 min，擦拭完毕后擦干全身，适用于四肢循环不良者，如面色苍白、四肢发凉患者。②冷湿敷法。用冷水浸湿毛巾后，将毛巾敷于前额、后颈、双侧腹股沟、双侧腋下及腘窝处，每3～5 min更换一次毛巾。③乙醇擦浴。用25%～50%乙醇重点擦拭前额、大血管处及四肢，但禁止擦拭胸腹部及足底。④将患者置于空调房中。⑤冷（温）盐水灌肠。给予患者冷（温）盐水20℃左右，150～500 mL灌肠，适用于中毒性菌痢患者。物理降温后20～30 min须量一次体温，并注意患者面色、呼吸、脉搏及血压，不宜在短时间内将体温降得过低。

2. 药物降温

药物降温应遵医嘱谨慎使用,适用于物理降温后体温再次上升、物理降温效果不理想或不宜使用物理降温者。①成人可口服阿司匹林;小儿可口服布洛芬。②阿尼利定肌内注射,适用于上呼吸道感染及一般高热患者的对症处理。③对于持续高热不退者,可适当使用糖皮质激素进行治疗;对于超高热伴反复惊厥者,可采用亚冬眠疗法或静脉滴注氯丙嗪、异丙嗪。

(三)病因治疗

诊断明确者应针对病因采取有效治疗措施,即从根本上消除引起发热的根源。

(四)对症支持治疗

注意补充营养和水分,维持水、电解质平衡,保护心、脑、肾功能,防治并发症,如出现惊厥、颅内压增高等症状,应及时对症处理。

八、护理措施

(一)基本护理

1. 一般护理

高热患者,应严格卧床休息,注意变换体位,使患者有舒适感。病室保持环境清洁,空气清新,经常通风换气,室温维持在 20 ～ 22℃,相对湿度以 55% ～ 60% 为宜。患者宜穿透气、棉质衣服,避免衣物过厚而阻碍散热。有寒战者应注意保暖。

2. 口腔、皮肤护理

高热患者易发生口腔炎,可用生理盐水在餐前、餐后、睡前漱口。病情重者,护士应协助其进行口腔护理。患者大量出汗后给予温水擦拭,及时更换衣裤及床单,保持皮肤清洁、干燥、舒适,防止感染。

3. 补充营养及液体

患者应摄入足够的液体与热量,如无心、肾功能损害,每日至少摄入足量的水分以防脱水。能进食者,食物以清淡为宜,给予细软、易消化、高热量、高维生素、高蛋白、营养丰富的流质或半流质饮食,维持水和电解质平衡,提高机体的抵抗力。必要时遵医嘱进行静脉输液,这不仅可补充水分和热量,还能迅速降温。

(二)临床观察

1. 监测体温变化

根据病种和病情决定测量体温的时间间隔。注意热型、发热持续时间、伴随症状、全身反应,结合实验室检查,以综合评估患者病情的动态变化。

2. 降温及观察病情变化

必要时物理降温与药物降温联合应用,注意在短时间内不宜将体温降得过低,注意观察病情,包括患者生命体征、意识状态、末梢循环情况、液体出入量、体重、发热引起的全身反应、治疗及护理效果等。

（三）高热惊厥的护理

注意保护患者，防止坠床和碰伤，床边备开口器，及时吸出患者鼻咽腔分泌物，使其保持呼吸道通畅。

（四）药物治疗的护理

病原体感染引起的发热需进行病原治疗，护士应了解病原治疗药物的作用、用法、剂量、用药间隔时间和药物的不良反应等。严格遵医嘱用药，以保证药物疗效。如应用糖皮质激素时，注意观察患者有无恶心、呕吐、心律失常、电解质紊乱等不良反应；在应用由哌替啶、氯丙嗪、异丙嗪组成的冬眠合剂时，应注意观察患者有无呼吸抑制、血压下降及休克等情况。

（五）预见性观察

密切观察患者有无伴随症状，如寒战、大汗、呕吐、腹泻、皮疹、出血、颅内压增高、惊厥等，以协助诊断，预防并发症。

九、健康指导

医护人员应向患者讲解发热的相关知识。多数情况下，发热是机体与侵入体内的病原体斗争的表现，一般不必积极降温，但持续性高热对患者不利，特别是小儿，高热可能引起抽搐，应采取降温措施。当患者发热不超过 38.5℃时，可采取降低环境温度、脱去部分衣服、多喝温水、多排尿、应用温水擦浴等物理降温方法。当患者发热超过 38.5℃，且物理降温效果不理想时，就应遵医嘱服用退热药。如高热不退，应尽早到医院就诊。

告知患者休息可减少能量消耗，有利于机体康复，同时保持休息环境的安静、整洁，室温应适宜，每日至少通风一次，减少病原体在空气中滞留，且应尽量减少亲友探视，避免去人多拥挤、空气不流通的场所，防止交叉感染。鼓励患者多饮水，每日 2 500 ～ 3 000 mL，以补充发热消耗的大量水分，并促进代谢产物的排出，预防脱水。

对患者进行用药指导，避免大量应用退热药物，尤其对于老年患者，以免过服药物造成脱水，引起循环衰竭，抗生素应在明确病因或有证据支持的前提下应用，防止滥用。

告知患者出院后应加强锻炼，增强机体抵抗力，天气变化时及时增减衣物，预防感冒。

第二节　窒息护理

一、概述

窒息是指人体的呼吸过程由于某种原因受阻或异常所导致的全身各器官、组织缺氧，二氧化碳潴留而引起的组织细胞代谢障碍、功能紊乱和形态结构损伤的病理状态。当人体严重缺氧时，器官和组织会因缺氧而广泛损伤、坏死，尤其是大脑。窒息是危重症患者重要的死亡原因之一。

二、病因

引起窒息的原因很多，如气管异物、气管或支气管痉挛、喉头水肿、喉梗阻、喉部肿瘤、颈部外伤、大咯血、溺水、自缢等。

三、分类

（一）中毒性窒息

中毒性窒息即吸入中毒性气体，如一氧化碳中毒，大量的一氧化碳由呼吸道吸入肺，进入血液，与血红蛋白结合成碳氧血红蛋白，阻碍了氧与血红蛋白的结合与分离，导致组织缺氧造成呼吸障碍。

（二）机械性窒息

机械性窒息即因机械作用引起的呼吸障碍，如绞、缢、扼颈项部，气道异物梗阻，创伤压迫胸部，急性喉头水肿，呼吸道阻塞，气道软组织撕裂错位或骨折移位引起的呼吸障碍。

（三）病理性窒息

病理性窒息包括肺炎等引起的呼吸面积的丧失；脑循环障碍引起的中枢性呼吸停止；空气中缺氧引起的呼吸障碍。其症状表现为二氧化碳或其他酸性代谢产物蓄积引起的刺激症状和缺氧引起的中枢神经麻痹症状交织在一起。

四、护理评估及鉴别诊断

窒息的临床表现为呼吸极度困难，口唇、颜面青紫，心跳微弱而加快，患者处于昏迷或半昏迷状态。发绀明显者，呼吸微弱而逐渐变慢，继而不规则，到呼吸停止，心跳随之减慢而停止，瞳孔散大，对光反射消失。

（一）气道异物阻塞引起的窒息

患者不能讲话及咳嗽，特殊的"V"手势指向颈部，可出现口唇、颜面青紫，并很快丧失意识，应立即实施腹部冲击法，以尽快帮助患者排除异物。

（二）淹溺引起的窒息

淹溺分干性淹溺和湿性淹溺。干性淹溺是由于患者过度紧张、恐惧，导致喉和支气管痉挛，声门关闭而不能正常呼吸。湿性淹溺是由于吸入大量水和异物，影响肺的通气功能，造成通气与血流的比值失调，肺内分流增加，加重低氧血症和高碳酸血症。

（三）自缢造成的机械性窒息

自缢时颈部有索痕，是由于喉、气管被压闭，空气不能进入肺内造成的窒息。

（四）中毒性窒息

中毒性窒息最常见的为一氧化碳中毒，患者一般有一氧化碳接触史，轻者表现为头痛、无力；症状加重时口唇呈樱桃红色，出现恶心、呕吐、意识模糊或昏迷等；重者呈昏迷状，伴有高热、四肢肌张力增强、阵发性或强直性痉挛。

五、急诊处理

（一）气道异物引起窒息

立即对患者使用腹部冲击法排出异物。

（二）意识丧失患者的处理

立即对患者行心肺复苏，如看见口腔异物，应立即清除，异物清除困难者，应进一步采取抢救措施（如实施环甲膜穿刺或切开术）开通气道。气道如开通但呼吸未恢复者，应立即予以呼吸机通气及高级生命支持。

（三）一般处理——保持呼吸道通畅

对舌后坠者，可使用口咽通气导管畅通呼吸道；对炎性喉头水肿、肺水肿者，须勤吸痰、翻身、拍背等；对气管狭窄、下呼吸道梗阻所致窒息者，应立即行气管插管或气管切开术，必要时使用呼吸机辅助呼吸；对咯血所致的窒息者，应立即将患者置于头低足高俯卧位，并叩击背部以清除梗阻血块。

六、护理措施

护理措施主要包括：①专人护理，注意心理疏导，消除患者的恐惧心理，对有自杀倾向的患者采取防患于未然的措施，可适当遵医嘱给予镇静剂。②给予患者高流量吸氧，以缓解长时间的缺氧损害。③将患者头偏向一侧，防止分泌物进入气管，定时拍背协助痰液排出。④严密监测患者血氧饱和度、呼吸情况，及时发现胸闷、呼吸不畅、发绀、烦躁等窒息情况并进行抢救，定时进行血气分析。⑤床边备好呼吸机、吸引器，做好气管插管及气管切开的抢救准备。

七、健康指导

不要给孩子玩纽扣、硬币等玩具，不要给孩子吃果冻、瓜子等食物，不要在孩子吃饭时逗乐。老年患者进食时取坐位或半坐卧位，吞服药片时多饮水，吃饭时细嚼慢咽，有假牙的患者睡觉前应将假牙取出。告知患者如需呕吐时，应弯腰低头或将头偏向一侧，及时清理口腔内的呕吐物，保持呼吸道通畅。对可能产生一氧化碳的环境，必须保持良好的通风，不要在密闭居室中使用煤炉取暖、做饭；使用燃气热水器时，不要密闭房间，要保持良好通风，洗浴时间切勿过长。患者恢复期应加强功能锻炼，促进机体功能恢复，防止并发症的发生。

第三节 休克护理

一、概述

休克是指由感染、失血、失水、心功能不全、过敏、创伤等多种病因引起机体有效循环血容量急剧减少，导致器官和组织微循环灌注不足、组织缺氧、细胞代谢紊乱、器官功能受损的综合征。

二、病程

（一）休克代偿期

休克代偿期因机体对有效循环血容量减少的早期有相应的代偿能力，机体可通过提高中枢神经系统、交感－肾上腺髓质系统的兴奋性，释放大量儿茶酚胺进入血液等，选择性地收缩外周和内脏的小血管，使循环血量重新分布，以保证心、脑等重要器官的血液灌注，而以其他脏器低灌注及缺血、缺氧为代价。此期及时、正确、有效地救治患者，则可纠正休克；否则，病情继续加重，可进入休克抑制期。

（二）休克抑制期

休克抑制期机体有效循环血容量进一步减少，机体灌注不足导致各种酸性代谢产物大量堆积，微循环的血流只进不出，血液浓缩，血液黏滞度增高，回心血量减少，心排血量减少，导致心、脑灌注不足。病情进一步加重时，血液在酸性环境中处于高凝状态，血液不灌不流，组织细胞缺血、缺氧进一步加重，红细胞和血小板容易发生聚集并在血管内形成微血栓，甚至引起弥散性血管内凝血（DIC）。此期休克治疗非常困难，甚至不可逆而导致患者死亡。

三、分类

休克的分类有多种方法。按病因分类可分为心源性休克、低血容量性休克、过敏性休克、感染性休克及神经源性休克；按临床表现可分为冷休克和暖休克；也可简明实用地按原因分为心源性休克、梗阻性休克、低血容量性休克及分布性休克；另外，按照心排血量与外周阻力变化的血流动力学特点可将休克分为低排高阻型休克、低排低阻型休克、高排低阻型休克。本节主要讲述临床常见的低血容量性休克、心源性休克、感染性休克及过敏性休克。

（一）低血容量性休克

1. 概述

低血容量性休克是体内大量丢失血液或体液，引起有效循环血容量急剧减少所致的临床综合征。低血容量性休克包括失血性休克和创伤性休克，由大血管破裂或脏器出血引起的称为失血性休克，由各种创伤或大手术引起的失血和血浆丢失的称为创伤性休克。

2. 病因与发病机制

低血容量性休克常见于骨盆骨折，肝脾破裂，大面积烧伤，严重腹泻、呕吐，异位妊娠，消化道出血，大咯血及食管－胃底静脉曲张破裂出血等。发病机制是循环血容量的丢失，使机体有效循环血容量减少，导致静脉回流不足，心排血量减少，组织灌注不足。肺循环灌注不足使肺气体交换障碍，导致氧输送不足，从而加重组织细胞缺氧。

3. 临床评估

1）按临床表现分 3 期

（1）休克早期。患者神志清楚，精神紧张、兴奋或烦躁不安，口渴，面色苍白，四肢温度正常或发冷，心率增快，脉搏 100 次 / 分以下，收缩压正常或轻度增高，舒张压增高，脉压缩小，呼吸增快，尿量正常或轻度减少，估计失血量在血容量的 20%（约 800 mL）以下。

（2）休克中期。患者表情淡漠、出冷汗、口唇及四肢肢端发绀、四肢厥冷、脉搏细速（100～120 次 / 分）、收缩压下降（70～90 mmHg[①]）、脉压小、尿量减少。估计失血量为血容量的 20%～40%（800～1 600 mL）。

（3）休克晚期。患者意识模糊甚至昏迷，面色显著苍白，四肢肢端青紫、厥冷，脉搏细弱或摸不清，收缩压在 70 mmHg 以下或测不到，尿少甚至无尿。估计失血量在血容量的 40%（约 1 600 mL）以上。

2）失血量估计

休克指数（休克指数＝脉率 / 收缩压）：正常值是 0.5。如休克指数为 1，提示失血量为血容量的 20%～30%；休克指数为 1.5，提示失血量为血容量的 30%～50%；休克指数为 2，则失血量为血容量的 50%～70%。

患者有以下任一情况，提示失血量在 1 500 mL 以上：①面色苍白、口渴。②颈外静脉塌陷。③一侧股骨开放性骨折或骨盆骨折。④快速补液 1 000 mL 后血压不回升。

3）辅助检查

临床上根据患者病史，合理选择辅助检查项目，可以明确病因及为后续治疗提

---

① 1 mmHg ≈ 0.133 kPa。

供依据。①腹腔穿刺。对疑有腹腔脏器破裂出血的患者，腹腔穿刺是最直接的辅助诊断方法，一旦抽出不凝血，就应该积极准备手术。②超声检查。创伤引起的低血容量性休克，可通过床边超声检查胸腹部，看是否有胸部积液和腹水，进而估计失血量，同时，还可以查看腹腔脏器、肠系膜动静脉等是否破裂。③CT 检查。对腹腔穿刺和超声检查均查不出病因的患者，可以做胸腹部增强 CT 查找受损的脏器或部位，以及受损伤的程度。

4. 急诊处理

急诊处理主要包括：①及时补充血容量，治疗患者病因和制止其继续失血、失液，这也是治疗低血容量性休克的关键。②取卧位。患者可保持头和颈部抬高 10°～20°、下肢抬高 20°～30° 的休克卧位，以增加回心血量，保证重要脏器的血液供应。③保持呼吸道通畅。给予患者吸氧、持续心电监护监测生命体征。④止血与固定。对创伤性休克有外在伤口出血的患者，要立即加压包扎止血；骨盆骨折患者一定要予以三角巾或其他固定措施进行外固定；四肢损伤威胁生命的大出血患者，可使用气压止血带止血；对于肝脾破裂、急性活动性上消化道出血患者，应强调的是在恢复血容量的同时积极进行手术准备，实施紧急手术止血。⑤镇痛。对烧伤、创伤引起的剧烈疼痛患者需遵医嘱给予镇痛剂、镇静剂，因剧烈疼痛可刺激神经反射引起周围血管扩张、血压下降、有效循环血容量减少而加重休克。可遵医嘱给予哌替啶或曲马多肌内注射。⑥血液检查。患者抽血送检相关的血液检查包括血常规、血型、血生化、凝血功能、输血前检查及血交叉检查等，为患者输血做准备。⑦补充血容量。建立 2 条以上留置针静脉通路进行补液和使用血管活性药物。⑧创伤性休克或大手术后继发低血容量性休克者可使用抗生素预防感染。

5. 护理措施

护理措施主要包括：①及时监测生命体征。监测患者血压、心率和脉搏搏动情况，每 15～30 min 监测并记录一次，血压回升，心率由快减慢且＜100 次/分、脉搏搏动有力，表明休克好转；反之，休克仍然存在或加重。②保暖。休克患者应注意保暖，尤其在转运过程中。③及时观察病情。严密观察患者神志、生命体征、皮肤色泽及温度、口渴情况，每 30～60 min 记录一次。如果患者神志清楚、对外界反应正常、四肢温暖、末梢循环良好，则表示有效循环血容量基本足够，休克好转；反之，则休克仍存在或加重。④及时观察尿量。休克的患者，最好予以留置导尿，并且每小时记录尿量。如尿量＜25 mL/h、尿比重加重则表示肾供血不足，休克未纠正。如尿量＞30 mL/h，表示休克已好转。⑤转运安全。休克患者外出做检查或护送住院时，一定要准确评估病情，合理准备转运时携带的设备及药品，把握转运指征，合理安排护送的医务人员，确保患者转运途中的安全并做好患者交接。

6. 健康指导

健康指导的内容主要包括：①预防指导。指导患者及家属加强自我保护，避免损伤及意外伤害。②知识介绍。向患者及家属讲解各项治疗、护理的必要性及疾病的转归过程，讲解意外损伤后的初步处理和自救措施。③康复指导。指导患者在康复期应加强营养，若发生高热或感染应及时就诊。

（二）心源性休克

1. 概述

心源性休克是由于心脏功能衰竭，在有效循环血容量充足情况下，心排血量降低导致循环灌注减少不能满足器官和组织代谢的需求，从而导致组织缺血缺氧的临床综合征。心源性休克预后差，院内死亡率在各年龄阶段皆为 50%～60%。因此，早期识别及早期干预治疗尤其重要。

2. 病因与发病机制

不同的心脏异常均能引起心源性休克。急性心肌梗死是心源性休克最常见的病因，暴发性心肌炎、心肌病、先天性心脏病、严重心律失常或慢性心力衰竭终末期等也可引起心源性休克，心源性休克也是急性冠脉综合征的并发症。发病机制主要是：左心衰竭使心排血量急剧减少，血压降低和心动过速使冠状动脉缺血、缺氧；同时左心室舒张压升高降低冠状动脉血供，进一步加剧心肌缺血性损伤；而左心衰竭时因应激反应使交感神经兴奋和体液潴留，外周阻力增加，心脏后负荷增加，增加心肌耗氧量而加剧心源性休克，周而复始，逐渐形成恶性循环。

3. 临床评估

1）按临床表现将心源性休克分为 3 期

（1）休克早期。机体处于应激状态，大量分泌儿茶酚胺入血，交感神经兴奋性增高，患者常表现为烦躁不安、精神紧张和恐惧，但神志清楚，面色或皮肤稍苍白或轻度发绀，大汗，心率增快，也可有恶心、呕吐，血压可正常或轻度增高或稍低，脉压变小，尿量减少。

（2）休克中期。休克早期没有及时纠正，休克症状进一步加重将进入休克中期；患者表情淡漠，反应迟钝，意识模糊，全身无力，脉搏细速或不能扪及，心率超过 120 次 / 分，收缩压 < 80 mmHg，面色苍白、发绀，皮肤湿冷、发绀或出现花斑，尿量进一步减少或无尿。

（3）休克晚期。休克晚期患者可出现 DIC 和多器官功能衰竭，前者可引起皮肤黏膜和内脏广泛出血，后者可出现急性肾、肝和脑等重要脏器功能障碍或衰竭的相应症状。

2）按休克严重程度大致可将心源性休克分为轻、中、重和极重度休克

（1）轻度休克。患者神志清楚、收缩压 80～90 mmHg，但烦躁不安、恐惧、精神紧张、面色稍苍白、出汗、心率 ≥ 100 次 / 分、脉有力、肢端稍发绀、发冷。

（2）中度休克。患者面色苍白，神志淡漠，四肢发冷，肢端发绀，收缩压在 60～80 mmHg，脉压 < 20 mmHg，尿量明显减少（< 17 mL/h）。

（3）重度休克。患者意识模糊，反应迟钝，面色苍白、发绀，四肢冰冷甚至出

现花斑，心率约 120 次 / 分，脉搏细弱无力，收缩压降为 40 ～ 60 mmHg，尿量明显减少或无尿。

（4）极重度休克。患者昏迷，呼吸浅而不规则，面色发绀，四肢厥冷，脉搏极弱或摸不到，收缩压＜ 40 mmHg，无尿，可有 DIC 及多器官功能衰竭。

3）诊断要点

由于心源性休克病因不同，除上述临床表现外，还有相应病史和临床症状，其诊断要点包括：①有严重的基础心脏病，如广泛心肌梗死、心肌炎、心律失常和心脏压塞等。②有休克的典型临床表现，如意识改变、血压低、少尿等。③积极扩容治疗后，患者临床症状及低血压无改善且恶化。④血流动力学指标符合以下典型特征，如平均动脉压＜ 60 mmHg，心排血量极度降低，中心静脉压正常或偏高，左室舒张末期容积和压力增高或肺毛细血管楔压升高等。

4）辅助检查

（1）心电图：较方便和普及的检查和诊断手段之一，如急性心肌梗死患者心电图有其特征性改变。

（2）血液检查：心肌损伤标志物如心肌酶、肌钙蛋白测定。

（3）影像学检查：超声心动图有助于了解心室壁的运动情况及左心室功能。X 线检查能早期发现心脏衰竭和心脏扩大的迹象，如左心衰竭引起肺水肿时的改变。冠状动脉造影可明确冠状动脉闭塞的部位。

4. 急诊处理

（1）绝对卧床休息：保持安静，根据病情采取舒适体位，合并心力衰竭者采取半卧位。

（2）吸氧：氧流量为 3 ～ 5 L/min，有利于提供最大的氧供而改善微循环。

（3）镇痛、镇静：对伴有疼痛的患者遵医嘱给予吗啡、哌替啶、硝酸甘油及 β- 受体阻断药，可扩张血管、降低心脏负荷、改善心肌缺血、降低氧耗等达到镇痛效果。在应用镇痛剂的同时，可酌情应用镇静药如地西泮、苯巴比妥等，既可加强镇痛药的疗效，又能减轻患者的紧张和心理负担。

（4）心电图：10 min 内在床旁快速做 12 或 18 导联心电图。

（5）适当补充血容量：20% 的心源性休克患者存在相对的低血容量，在无急性肺水肿的前提下，应使用等渗溶液扩容，密切观察心率、血压、中心静脉压，听诊肺部，观察疗效。

（6）根据医嘱留取血标本：做血常规、血生化、心肌损伤标志物、凝血功能、肝肾功能、血气分析等检查。

（7）药物治疗：在纠正心源性休克的同时，应积极寻找病因，针对病因进行治疗。遵医嘱采取药物治疗是治疗心源性休克的关键措施，药物包括正性肌力药和升压药。小剂量多种药物联合使用比大剂量单独使用药物效果更好，正性肌力药和升压药的使用指征是心肌梗死机械性并发症继发休克，如重度急性二尖瓣关闭不全、室间隔穿孔、心室游离壁破裂继发休克。

多巴胺：治疗心源性休克的一线药物，根据血流动力学监测情况调整用量，应避免剂量超过 15 μg/（kg·min），可联合二线药物如去甲肾上腺素使用。

去甲肾上腺素：治疗心源性休克的二线药物，用于多巴胺剂量 > 10 μg/（kg·min）仍无效时，可作为一线药物，尤其适用于严重低血压者（收缩压 < 80 mmHg）。应根据血流动力学监测情况调整用量，避免剂量超过 1 μg/（kg·min）。

多巴酚丁胺：治疗心源性休克的二线药物，尤其适用于心外周阻力升高时。根据血流动力学监测情况调整用量，避免剂量超过 10 μg/（kg·min）。

血管升压素：可提高儿茶酚胺敏感性，根据血流动力学监测情况调整用量，避免剂量超过 0.10 IU/（kg·min）。

利尿剂：利尿剂既可降低循环负荷，也能保护肾脏，有心力衰竭时，可静脉注射呋塞米。

（8）再灌注治疗：主要用于急性心肌梗死早期，包括溶栓治疗和经皮冠状动脉介入治疗（PCI）。

（9）其他治疗：尽早防治并发症和重要脏器功能衰竭，如心律失常的治疗、机械通气（提供充分氧合）、代谢异常（如高血糖）的治疗、代谢性酸中毒的治疗、抗凝治疗与抗血小板治疗等。

5. 护理措施

（1）绝对卧床休息。患者取休克卧位，保持安静。

（2）迅速给氧，保持呼吸道通畅。患者有恶心、呕吐时，使其头偏向一侧，避免呕吐物误吸引起窒息；呼吸衰竭时，立即行气管插管，接呼吸机辅助呼吸。

（3）密切观察血压，建立静脉通道：①心源性休克患者，血压变化是最重要的指标，应及时（每 5～15 min）进行血压监测并记录。②迅速建立静脉通路，应尽量选择在左侧上肢穿刺留置针，必要时开放 2 条静脉通道，以便抢救和急诊介入手术中用药。

（4）给予血管活性药物。根据医嘱给予血管活性药物，如多巴胺、多巴酚丁胺等，根据血压随时调整滴速与浓度。因血管活性药物对外周静脉血管刺激性大，易导致静脉炎的发生，一旦发生药物外渗，未及时发现，严重的可发生组织坏死，因此，最好建立中心静脉通道。用药过程中密切观察用药局部皮肤情况，清醒者，如诉有局部胀痛，应及时更换静脉通道；神志不清者，要经常巡视观察局部皮肤，及时发现药物外渗及静脉炎，并及时处理。

（5）持续心电、血氧饱和度监测。持续监测患者生命体征，并注意电极片的位置，应避开除颤区域和心电图胸前导联位置。持续心电监测，注意心率及节律变化，发现异常心电图波形应及时报告并记录。对心律失常者给予及时处理，随时做好电除颤的准备，一旦发生室颤要立即予以电除颤。

（6）留置导尿，观察尿量。行留置导尿时观察患者每小时尿量，保持尿管通畅，如每小时尿量＜ 20 mL，说明肾小球过滤不足；如每小时尿量＞ 30 mL，表示肾功能良好。此外，肾血灌注良好是休克缓解的可靠指标。如果患者血压回升，而尿量仍然减少，应考虑急性肾衰竭，应及时处理。

（7）观察与记录。密切观察患者意识、精神状态、生命体征、面色及有无出冷汗、有无四肢末梢发凉等情况，做好中心静脉压及肺毛细血管楔压变化的记录。

（8）做好日常及生活护理，预防并发症。做好患者口腔、皮肤、尿道口的护理，加盖被子避免受凉，禁用热水袋，预防压力性损伤及肺部感染。

（9）心理护理。避免在患者面前讨论病情，减少误解，护士应与患者及家属保持密切接触，提供感情支持，给予心理安慰。

6. 健康指导

（1）根据不同原因引起的心源性休克，予以患者相应的健康指导。避免各种诱发因素，如紧张、劳累、感染、便秘等。保持情绪稳定，合理膳食。

（2）饮食指导。急性期给予患者低脂、低胆固醇、清淡、易消化的半流质饮食，少食多餐，不宜过饱，以免加重心脏负担。

（3）指导患者按医嘱服药，随身准备硝酸甘油等扩张冠状动脉的药物，并向患者讲解服药及药物不良反应的观察要点，有异常及时就医，定期随访；指导患者及家属当病情突然变化时应采取简易应急措施。

（4）休息指导。患者急性期应严格限制活动，绝对卧床休息。其后根据病情进展情况，逐渐增加活动量，体力活动及体育锻炼要循序渐进。

（三）感染性休克

1. 概述

感染性休克，是由于病原体（如细菌、真菌或病毒等）侵入人体，向血液内释放内毒素，导致循环障碍、组织灌注不足而引起的休克，是机体对宿主 - 微生物应答失衡的表现。

2. 病因与发病机制

感染性休克的常见致病菌是革兰阴性杆菌、金黄色葡萄球菌、肠球菌、真菌等。革兰阴性杆菌内毒素与体内补体、抗体或其他成分结合刺激交感神经引起血管痉挛，损伤血管内皮细胞，促进组胺、激肽、前列腺素及溶酶体酶等炎症介质释放引起全身炎症反应综合征（SIRS）。近年来耐药致病性微生物所致的感染性休克在逐步增加。感染性休克发病机制是血管收缩、舒张功能异常，毛细血管通透性增加、液体渗漏等因素导致循环血量减少，但血液分布异常才是导致休克的根本因素。

3. 临床评估

1）按临床表现分 3 期

（1）休克早期：患者精神萎靡或烦躁、寒战、高热、心率增快、呼吸加速、血压正常或偏高、脉压变小、通气过度、四肢暖、尿量正常或减少、血氧正常和呼吸性碱中毒，其中过度通气是识别休克早期的重要线索。

（2）休克中期：患者神志呈嗜睡状，脉搏减弱，呼吸浅快，皮肤湿冷、发绀，血压进行性下降，毛细血管再充盈时间延长（再充盈时间＞3 s），少尿或无尿，出现低氧血症和代谢性酸中毒。

（3）休克晚期：患者呈昏迷状，持续低心排血量，持续严重低血压或测不出血压，皮肤黏膜有淤斑或皮下出血，内环境严重紊乱，对扩容和血管活性药物不起反应。

2）分型

感染性休克根据其血流动力学改变分高动力型休克和低动力型休克，根据临床表现分为暖休克和冷休克，临床上冷休克较多见。

（1）暖休克（高动力型休克）：患者神志清楚，脉搏慢且搏动清楚，脉压＞30 mmHg，皮肤较温暖或干燥，皮肤淡红或潮红，毛细血管充盈时间为1～2 s，尿量＞30 mL/h。

（2）冷休克（低动力型休克）：患者神志躁动、淡漠或嗜睡，脉搏细速，脉压＜30 mmHg，皮肤湿冷或有冷汗，肤色苍白、发绀或有花斑样发绀，毛细血管充盈时间延长，尿量＜25 mL/h。

3）临床表现

（1）一般临床特征：发热（体温＞38.3℃）或低体温（体温＜36℃），心率＞90次/分，呼吸急促（呼吸＞20次/分）或过度通气（$PaCO_2$＜32 mmHg），高血糖（血糖＞7.7 mmol/L）且无糖尿病史，明显水肿或液体正平衡。

（2）炎症反应指标：白细胞增多（白细胞计数＞$12×10^9$/L）或白细胞减少（白细胞计数＜$4×10^9$/L），白细胞计数正常但幼稚白细胞总数超过10%，血浆降钙素原大于正常值的2个标准差，血浆C-反应蛋白大于正常值的2个标准差。

（3）血流动力学变化：低血压（成人收缩压下降大于40 mmHg或小于年龄段正常值的2个标准差）。

（4）组织灌注指标：高乳酸血症（血乳酸＞2 mmol/L），毛细血管再灌注能力降低或有皮肤淤斑形成。

（5）器官功能障碍指标：低氧血症（氧合指数＜300 mmHg），血肌酐上升（血肌酐＞133 μmol/L），凝血功能异常，血小板减少（血小板计数＜$100×10^9$/L），高胆红素血症（血浆总胆红素＞70 μmol/L），急性少尿。

4）实验室检查

（1）外周血检查：检查血常规、肝肾功能、血糖、电解质、凝血功能等。

（2）动脉血检查：包括血气分析、乳酸水平检查等。

4. 急诊处理

治疗原则是早期、积极、持续治疗。首先是在休克未纠正前，应重点治疗休克，同时治疗感染；在休克纠正后，则着重治疗感染。国际上对感染性休克、脓毒血症提出了集束化治疗概念，其宗旨是提倡早期应用有效的抗生素，尽快纠正组织的低氧代谢状态，进行动态评估。

1）紧急处理

（1）给予吸氧、建立 2 条以上静脉通道以及维持心电和生命体征监测。

（2）采集外周静脉血。

（3）采集动脉血。

2）液体复苏

晶体液是感染性休克的首选复苏液体，如生理盐水、乳酸林格氏液，也可使用白蛋白，但不推荐使用羟乙基淀粉作为感染性休克的复苏液体。对无组织灌注不足，且无重度低氧血症、心肌缺血或急性出血的患者，在血红蛋白小于 70 g/L 时输注红细胞，使血红蛋白达到目标值（70 ~ 90 g/L）。

3）药物治疗

感染性休克经补充血容量和纠正酸中毒而休克未见好转时，应采用血管活性药物纠正休克。

（1）去甲肾上腺素：作为首选药，可通过收缩血管而升高平均动脉压，与多巴胺相比，去甲肾上腺素对心率和每搏输出量的影响较小，但能更好地、有效地改善感染性休克的低血压状态，且室性或室上性心律失常不良反应的发生率明显低于多巴胺，根据血流动力学监测情况合理调节剂量，初始剂量为 0.01 μg/（kg·min），最高剂量不超过 1.00 μg/（kg·min）。

（2）肾上腺素：肾上腺素用于当需要更多的缩血管药物维持血压时，或替代去甲肾上腺素。肾上腺素和去甲肾上腺素在使平均动脉压及血流动力学达标和降低病死率方面都无差别，因此建议将肾上腺素作为去甲肾上腺素的首选替代药。根据血流动力学监测情况合理调节剂量，初始剂量为 0.01 μg/（kg·min），最高剂量不超过 1.00 μg（kg·min）。

（3）血管升压素：用于其他升压药治疗无效的感染性休克患者。

4）抗感染治疗

抗感染治疗的主要措施是应用抗生素和处理原发感染灶。集束化治疗建议抗生素使用时间提前到休克 1 h 内，说明了早期应用抗生素的重要性。

5）机械通气

对出现急性呼吸窘迫综合征的感染性休克患者，可进行机械通气，在进行机械通气的同时可对患者使用程序化镇静。

6）控制血糖

对 2 次血糖 > 10 mmol/L 的感染性休克患者，采用规范化血糖管理方案使血糖 < 10 mmol/L。

7）其他

其他处理如使用 H_2- 受体阻断剂或质子泵抑制剂预防应激性溃疡的发生，在无禁忌证的情况下使用肝素预防深静脉血栓。感染性休克患者常伴有严重的酸中毒，需及时纠正，一般在补充血容量的同时经另一静脉通道滴注 5% 碳酸氢钠溶液。

5. 护理措施

（1）病情观察。患者绝对卧床休息，密切观察病情变化，包括患者意识、使用镇静剂的不良反应、皮肤的色泽及温度、穿刺点有无渗血、机械通气时有无人机对抗、有无心律失常的发生等。

（2）生命体征的监测及记录。包括患者体温、脉搏、呼吸、血压及脉搏血氧饱和度，每 30 min 记录一次，生命体征不稳定时每 15 min 监测一次并记录。当体温 > 38.3℃或 < 36℃，心率 > 100 次 / 分，收缩压 < 80 mmHg，平均动脉压 < 70 mmHg 等，说明休克未得到纠正。当呼吸增快或血氧饱和度 < 90% 时应警惕呼吸衰竭或呼吸窘迫综合征的发生。

（3）保暖。对体温降低患者要进行保暖。

（4）监测尿量。行留置导尿，监测患者尿量变化，每小时记录一次，及时发现少尿、无尿等肾灌注不足和肾功能不全现象的发生。

（5）做好基础护理。做好皮肤、口腔、尿道口的护理，休克患者由于卧床时间长，神经末梢循环差，护理中应注意预防压力性损伤，防止新的感染发生，有创面的部位应做好局部换药，促进愈合。

（6）监测实验室检查结果。

6. 健康指导

（1）预防指导。指导患者加强自我保护，避免伤害。

（2）知识讲解。向患者及家属讲解各项治疗、护理的必要性和疾病的转归过程，以及意外损伤后的初步处理和自救措施。

（3）康复指导。指导患者在康复期应加强营养，若发生高热或感染应及时就诊。

（四）过敏性休克

1. 概述

过敏性休克是指外界某些物质进入已致敏的机体后，通过免疫机制在短时间内发生的一种严重全身性过敏反应。多突然发生，发展迅猛，患者可因抢救不及时而死于严重的呼吸困难和循环衰竭。

2. 病因与发病机制

虫咬伤、食用某些食物、使用某些药物（特别是 β- 内酰胺类抗生素）都可引起严重的过敏性休克。发病机制是机体接触了某些过敏原后，外界的抗原性物质进入体内刺激免疫系统产生相应的免疫球蛋白 E（IgE）抗体，其中 IgE 的产量具有个体差异，这些特异性的 IgE 能与肥大细胞和嗜酸性粒细胞结合。此后，当同一抗原性物质再次与已致敏的机体接触时，能激发广泛的 I 型变态反应，导致各种生物活性物质释放，如组胺、激肽、白三烯等，引起毛细血管扩张，血管壁通透性增加，平滑肌收缩和腺体分泌增多。

3. 临床评估

本病大多突然发生，约半数以上患者在接触过敏抗原 5 min 内发生症状，仅 10% 的患者于 30 min 后发病，极少数患者在连续用药过程中发病。过敏症状出现得越早，病情越严重。

1）临床表现

患者有休克的表现，如意识不清或意识丧失、抽搐、面色苍白、出汗、发绀、脉搏细弱、血压急剧下降（80/50 mmHg 以下）、胸闷、呼吸困难伴濒死感。

休克出现之前，伴有一些过敏相关的症状，如皮肤潮红、瘙痒，继而出现广泛荨麻疹和血管神经性水肿，还可出现打喷嚏、流水样鼻涕、声音嘶哑、恶心、呕吐、腹痛、腹泻等症。

2）诊断

本病发生很快，因此必须及时做出诊断以挽救患者生命。凡在接触抗原性物质如注射某种药物后或蜂虫类叮咬后立即发生全身反应，而又难以用药品、蜂虫本身的作用解释的，应马上考虑过敏性休克的可能。

4. 急诊处理

（1）立即移除可疑的过敏原，协助患者平卧，报告医生，就地抢救。对蜂蜇引起的过敏性休克，应拔除蜂刺，予小剂量肾上腺素在伤口周围做皮下注射，并在注射部位的近端使用止血带，阻止静脉血回流。

（2）立即皮下或肌内注射 0.1% 的肾上腺素 1 mg，小儿剂量酌减。如患者症状不缓解，可每隔 15 ～ 30 min 皮下或静脉注射肾上腺素 0.5 mg，直至脱离危险期。肾上腺素是抢救过敏性休克患者的首选药，具有增加外周阻力、提高血压、兴奋心肌、增加心排血量及松弛支气管平滑肌等作用。

（3）给予患者氧气吸入 4 ～ 6 L/min，改善缺氧，如出现喉头水肿导致窒息时，应尽快实施气管切开术。

（4）根据医嘱使用糖皮质激素类药物以及抗组胺类药物，如盐酸异丙嗪肌内注射。H_1- 受体阻滞剂盐酸苯海拉明与 H_2- 受体阻滞剂雷尼替丁均具有对抗炎性介质损伤的作用。

（5）扩充血容量，静脉滴注平衡溶液，如血压仍不回升，可遵医嘱使用多巴胺或去甲肾上腺素。

（6）若患者发生呼吸暂停、心脏停搏，立即行心肺复苏。

5. 护理措施

（1）密切观察病情，持续心电监护，每 15 ～ 30 min 记录患者生命体征、神志及面色、皮疹等情况。

（2）保持患者气道通畅，注意化痰和痰液引流，防止坠积性肺炎。

（3）做好家属沟通及交流工作，患者症状未缓解之前禁止搬动。

（4）患者恢复后至少留院观察 24 h，以防迟发型过敏反应的发生。约 25% 的患者存在双相发作，即在初治后 8 h 内复发危及生命的过敏症状。

6. 健康指导

（1）详细询问患者的用药史、过敏史和家族过敏史，避免接触过敏原。

（2）凡首次用药停药 3 d 后再用者，以及更换药物批号者，均要按常规做过敏试验。

（3）皮试液必须新鲜配制，皮试液浓度与注射剂量要准确，药物应现配现用。

（4）青霉素注射前应做好急救的准备（备好肾上腺素和注射器等）。

（5）严密观察患者，首次注射后须观察 30 min 以防迟发型过敏反应的发生，注意局部和全身反应，注意倾听患者主诉。

（6）过敏试验结果阳性或其他物质过敏者在医嘱单、病历、腕带上醒目注明并告知患者及家属。

（7）给予患者心理疏导，减轻压力。

第四节　昏迷护理

一、概述

昏迷是意识活动丧失的一种严重意识障碍，指患者处于对外界刺激无反应或自身内部不能感知的状态，伴有运动、感觉、反射功能障碍及大小便失禁，而生命体征如呼吸、脉搏和血压等存在。昏迷是一种常见的临床症状，可见于多种疾病。

二、病因

昏迷病因复杂，目前临床尚无统一的分类方法，本节就按照颅内疾病及颅外疾病进行简单介绍。

（一）颅内疾病

（1）脑局限性病变：脑血管病，如脑出血、脑梗死、短暂性脑缺血发作等；颅内占位性病变，如颅内肿瘤、脑脓肿、脑寄生虫囊肿等；颅脑外伤，如脑挫裂伤、颅内血肿等。

（2）脑弥漫性病变：颅内感染性疾病，如各种脑炎、脑膜炎、颅内静脉窦感染等；蛛网膜下腔出血；弥漫性颅脑损伤；脑水肿；癫痫发作及脱髓鞘性病变。

（二）颅外疾病

（1）外源性中毒：如工业毒物、农药、药物、植物或动物类中毒等。

（2）急性感染性疾病：如各种败血症、感染中毒性脑病等。

（3）内分泌与代谢性疾病：如肝性脑病、肺性脑病、糖尿病昏迷、垂体危象、甲状腺危象、乳酸酸中毒等。

（4）其他：如一氧化碳中毒、心律失常、电击伤、溺水等。

三、分型

临床通常将昏迷分为以下几个类型。

（1）轻度昏迷。意识大部分丧失，睁眼反射消失，语言丧失，自发性运动罕见，对外界的各种刺激及内在的需要完全无知觉和反应；但疼痛刺激可见，患者有痛苦表情、呻吟或肢体的防御反射；吞咽反射、角膜反射、瞳孔对光反射等仍存在；呼吸、脉搏、血压一般无明显改变。

（2）中度昏迷。患者的睁眼、语言和自发性运动均已丧失，对外界各种刺激均无反应，对强烈的疼痛刺激或可出现防御反射，瞳孔对光反射迟钝，呼吸减慢或增快，可见周期性呼吸，脉搏、血压也有改变。

（3）重度昏迷。全身肌肉松弛，对各种刺激全无反应，深、浅反射均消失，瞳孔扩大，对光反射消失，呼吸不规则，血压下降等。

四、诊断和鉴别诊断

（一）诊断要点

（1）详细询问病史，了解发病经过，这对疾病的诊治至关重要。对患者进行体格检查，明确是否存在昏迷及昏迷的程度，从而从病因、病史、症状和定位进行诊断，如情况允许还应尽快进行相应辅助检查。

（2）昏迷的年幼患者在春季以流行性脑脊髓膜炎多见，夏季则常见于中毒性菌痢、流行性乙型脑炎等；有高血压病史的中老年昏迷患者，多见于急性脑血管疾病；青壮年患脑出血昏迷者，以脑血管畸形多见。

（3）体征变化：①昏迷伴脑膜炎的突出体征是脑膜刺激征，表现为颈项有抵抗或强直，克氏征、布氏征阳性。②昏迷伴急骤高热提示脑干出血、中暑或抗胆碱能药物中毒；昏迷伴体温过低见于休克、低血糖或巴比妥类药物中毒。③昏迷伴脉搏增快可见于高热、感染性疾病等；昏迷伴脉搏变慢见于颅内压增高。④昏迷伴有血压增高见于颅内压增高；昏迷伴血压下降见于休克、心肌梗死、镇静安眠药中毒等。⑤昏迷伴瞳孔散大，见于濒死状态、癫痫发作、阿托品中毒、一氧化碳中毒等；昏迷伴双侧瞳孔缩小，见于吗啡类、巴比妥类、有机磷类药物中毒及脑桥出血等。

（4）辅助检查：实验室检查，如血常规、血生化、血氨浓度、碳氧血红蛋白、胆碱酯酶活力等检查，有神经系统定位体征者应行 CT 及脑电图检查。

（二）鉴别诊断

判断患者是否昏迷一般不会很困难，但一些处于精神病理状态或患闭锁综合征的患者也可表现为对刺激无反应的貌似昏迷症状，需加以鉴别。

（1）醒状昏迷：又称持续植物状态，患者表现为双目睁开，眼睑开闭自如，眼球可以无目的地活动，似乎意识清醒，但其知觉、思维、语言、记忆、情感、意识等活动均完全丧失，呼之不应，而觉醒－睡眠周期存在。临床上包括：①去皮质综合征。多见于缺氧缺血性脑病和脑外伤等，在疾病的恢复过程中皮质下结构中枢及脑干因受损较轻而先恢复，皮质因广泛损害严重而仍处于抑制状态。②无动性缄默症。病变位于脑干上部和丘脑的网状激活系统，大脑半球及其传出通路则无病变。

（2）闭锁综合征：见于脑桥基底部病变，患者仅能以眼球运动示意。因大脑半球及脑干背盖部网状激活系统无损伤，故意识保持清醒，但因患者不动不语而易被误诊为昏迷。

（3）心因性精神障碍：见于癔症和强烈的精神创伤之后，患者看似无反应，但生理上觉醒状态仍存在，神经系统及其他检查正常。在检查者试图令患者睁开双眼时，患者会有主动的抵抗，脑电图检查正常。

（4）木僵状态：常见于精神分裂症，患者不言、不动、不食，甚至对强烈的刺激亦无反应。常伴有蜡样弯曲、违拗症等，并伴有发绀、流涎、体温过低、尿潴留等自主神经功能紊乱症状，症状缓解后患者可清晰地回忆起发病时的情况。

（5）意志缺乏症：是一种严重的淡漠，患者行为上表现为不讲话、无自主运动，但能保持警觉并意识到自己的所处环境，严重的病例类似无动性缄默症。

（6）癫痫性精神障碍：可出现在癫痫发作前、发作时和发作后，也可以单独发作，患者表现为精神错乱、意识模糊、定向障碍、反应迟钝、出现幻觉等。癫痫性精神障碍仍具有癫痫的一般特征：①精神障碍呈发作性。②突发突止，少数患者可持续数小时甚至数日。③精神障碍出现的前后或发病期内可有全身强直－阵挛发作。④每次精神症状雷同，脑电图可发现癫痫活动波。

五、急诊处理

昏迷患者首先要稳定患者的生命体征，这比明确诊断更重要。

（1）保持呼吸道通畅。必要时进行气管插管，建立静脉通路补液以维持有效循环血容量，稳定患者生命体征。

（2）对症治疗。预防或者抗感染治疗；控制血压，高热者予降温措施，控制抽搐，降低脑缺氧缺血性损害；对于癫痫患者遵医嘱予以地西泮缓慢静脉注射；对于颅内压增高患者应予甘露醇快速静脉滴注；外伤引起的昏迷应尽快控制出血，必要时可进行外科手术治疗。

（3）病因治疗。昏迷患者的重要治疗原则是找出导致昏迷的原因，针对主要疾病进行病因治疗。感染性疾病所致昏迷须及时、有效地给予抗感染治疗；内分泌和代谢性疾病所致昏迷须针对其特殊病因进行治疗；外源性中毒所致昏迷须采取特殊的解救措施。

（4）其他治疗。注意患者口腔、呼吸系统、泌尿系统等的清洁，防止感染；给予促醒药物，如醒脑静注射液；纠正水、电解质紊乱等。

六、护理措施

（一）保持呼吸道通畅

（1）舌后坠影响呼吸时，可去枕，使患者头部充分后仰，开放气道或置入口咽通气导管。

（2）患者应采取侧卧位或侧俯卧位，头偏向一侧，以利于呼吸道分泌物的引流，也可防止分泌物或呕吐物吸入肺内，预防肺部并发症的发生。

（3）患者分泌物多时，应迅速吸痰以保持呼吸道通畅，一般每 15～30 min 吸痰一次，吸痰应注意无菌操作。如痰液多、黏稠而不易吸引，严重影响通气功能时，可行气管内插管或气管切开术。

（二）迅速建立静脉通路

迅速建立静脉通路，维持有效循环功能。

（三）给氧

给氧的目的在于纠正缺氧及保持组织细胞内的氧张力，根据患者缺氧的严重程度给予具体的氧流量。

（四）安全护理措施

患者意识不清时，易发生坠床、烫伤、碰伤等情况，应及时采取保护性措施，如加用床档，去除假牙、发卡，剪短指甲等。为防止舌咬伤，应准备开口器、舌钳和纱布等，患者抽搐时，在其上下臼齿之间放置牙垫。

（五）密切观察生命体征的变化

注意观察患者昏迷程度是否加重，记录昏迷患者的瞳孔、体温、脉搏、呼吸、血压及抽搐等情况，如双侧瞳孔大小不等，一般为病灶侧瞳孔散大。对病情危重的昏迷患者，伴有血压下降时，应每 15～30 min 观察、测量血压一次，并做好记录，同时监测尿量，及时采取休克卧位，并配合医生积极抢救。

（六）对症护理

（1）口腔护理：昏迷患者一般机体抵抗力减弱，口腔内的细菌极易繁殖，因而易患口腔炎和吸入性肺炎，故昏迷患者的口腔护理十分重要。每日用生理盐水清洁口腔 2～3 次，不能张口者，可在压舌板或开口器的协助下进行口腔护理。护理时严防棉球遗留在口腔内。

（2）皮肤护理：昏迷患者大多有大小便失禁，出汗多，护士应随时给患者擦洗、更换床单及衣物。保持皮肤清洁和干燥，以减少局部皮肤的受压和被尿液浸泡的时间，故一般每 2～3 h 帮助患者翻身一次，必要时每小时翻身一次，建立床头翻身记录卡片。协助患者翻身时应避免拖、拉、推的动作，以防擦破皮肤，经常保持床铺干燥、清洁和平整，衣物要柔软。对易发生压力性损伤的部位可采用橡胶气圈、海绵垫、软枕等以减轻压力；对于水肿及肥胖者不宜用橡胶气圈，因局部压力重，反而影响血液循环，妨碍汗液蒸发而刺激皮肤；可根据不同部位制作柔软及大小合适的海绵垫或棉圈，使受压部位悬空，还要经常检查受压部位，定时用 50% 乙醇按摩背部及受压处；每日用温水擦洗受压部位，除可保持局部清洁外，还可促进血液循环、改善局部营养状况。

（3）眼部护理：昏迷患者的眼常不能闭合或闭合不全，易发生角膜炎、角膜溃疡。在护理上，宜用生理盐水浸湿的纱布盖眼对眼进行保护，如眼有分泌物则宜用生理盐水冲洗干净，还应注意防止异物对角膜的损伤和感染的发生。

（4）预防消化道出血：神经内科急症尤其是脑出血、脑梗死、蛛网膜下腔出血等所致的昏迷患者，常易出现胃肠道的应激性溃疡和出血，因此，每次鼻饲前应检查患者有无腹胀等情况，如出现消化道出血，除给予全身用药外，还应加强局部用药，鼻饲冰水或冰奶，严重者应暂停鼻饲，密切观察出血量及血压情况，必要时行胃肠减压，做好抢救工作。

（5）大小便护理：昏迷患者常因意识不清而发生尿潴留，可采取导尿术。操作时严格无菌，防止尿路感染。少尿、无尿应严格记录，每日尿量不应小于 1 000 mL。长期留置导尿管者，应每日冲洗膀胱 1～2 次。昏迷患者易发生便秘，如 3 d 无大便排出，可遵医嘱给予番泻叶冲服，必要时进行灌肠（对脑出血急性昏迷及有颅内压增高的患者不宜灌肠）。准确记录排便次数及排便量。

七、健康指导

（1）生活指导：指导做好基础护理，预防并发症。

（2）安全防护：①昏迷患者要确保呼吸道通畅，患者取平卧位，肩下垫高并使颈部伸展，头偏向一侧，防止呕吐物被误吸。②应安装床栏，必要时使用保护带，防止患者坠床、摔伤。

（3）昏迷患者要定时翻身、拍背、吸痰，吸痰时严格执行无菌操作。长期卧床的患者易发生坠积性肺炎，应密切观察患者体温、呼吸及痰的性质、量、颜色的变化，发现异常及时向医生反映并采取相应措施。

（4）应注意防止患者营养不良，每日摄入足够的水分和富有营养的流质饮食，并做好鼻饲护理。

（5）指导家属对昏迷患者进行被动肢体功能锻炼，比如按摩四肢，以防止关节僵化和肌肉萎缩。

第二章　肿瘤护理

第一节　一般护理

一、肿瘤患者入院护理常规

（一）护理评估

护理评估主要包括：①患者的体温、脉搏、呼吸、血压等生命体征。②患者的心理状况。③患者的食物及药物过敏史。④患者的管道情况。⑤患者的特殊用药。⑥患者疼痛的部位、性质、等级、持续时间及伴随症状。⑦压力性损伤、跌倒、坠床风险评估。⑧静脉血栓栓塞症（VTE）风险评估。

（二）护理措施

1. 提供舒适的病室环境

提供舒适病室环境主要包括：①保持病室环境清洁、舒适、安静。②室内温度保持在 18～22℃，相对湿度保持在 50%～60%。③床上、床下、窗台等无杂物。④病床间及公共通道无杂物，空间便于人员活动，满足治疗及抢救的需要。⑤病房公共用品有消毒措施，垃圾需及时清理，周围保持干净。⑥地面干燥、清洁、无污迹，定期消毒。⑦各个工作间物品按标准要求分类放置，管理有序。⑧护士办公室整洁无杂物，保持洗手池清洁，贴有标准洗手操作说明。⑨治疗室、处置室严格区分清洁区和污染区，定期消毒，治疗车无污垢。⑩抢救室内物品、药品应分类放置并保持齐全、完好，基本抢救药品全部统一编号，定位放置、定量储存、定人管理、定期检查。

2. 患者入院后责任护士热情接待患者

患者入院后，责任护士根据病情安排好床位，并将患者护送到指定床位休息。填写住院患者一览表、床头卡，建立病历。

3. 向患者及家属详细介绍医院环境

向患者及家属详细介绍医院环境，主要介绍：①床头呼叫器的使用。②床头设备带有氧气和中心吸引系统，须防火、防油，禁止吸烟及重力拍打。③床栏使用注意事项。④床位摇把的使用注意事项。⑤病房内直饮水和热水 24 h 供应，注意防止烫伤。⑥公共微波炉使用注意事项。⑦医院食堂位置、开放时间，如需送餐与责任护士联系。⑧大小便标本留取后放置的位置。

4. 详细介绍住院须知

患者住院期间不能外宿，应保管好自己的贵重物品。

5. 详细介绍医保相关政策并嘱患者签名

询问患者是否在医院联网报销，如需联网报销应先与当地医保办取得联系，如为异地医保则同意异地联网报销后带上相关材料到住院科进行联网登记。如不在此报销则按自费处理，需缴纳全额住院费。对有大病医疗专项附加扣除的患者应与医生及时沟通。

6. 监测生命体征

监测患者生命体征，做好护理记录。

7. 其他

除此之外，还要做好以下护理工作：①如有食物或药物过敏的患者应在病历夹、三测单、护理记录单、手腕带、床头卡等处做好醒目标识。②做好患者疼痛评估，对疼痛患者的疼痛部位、性质、等级、持续时间、伴随症状及用药情况进行详细记录。③24 h 内依据"住院患者压力性损伤危险性评估表"及"住院患者坠床/跌倒的危险性评估表"对患者进行评估，将评分写入首次护理记录。对高风险患者给予警示标识并告知患者及家属，执行相关防护措施。④做好患者 Caprini 静脉血栓栓塞症风险评估。⑤详细向患者及家属介绍科室主任、护士长、主管医生、责任护士，并通知主管医生查看患者。

（三）健康指导

健康指导主要介绍：①保持病室安静，用物摆放整洁有序，垃圾分类放置，严禁吸烟。② 14:00—22:00 为探视时间，其余时间段谢绝探视。③以高热量、高蛋白、高维生素、营养丰富、清淡易消化食物为宜，少量多餐。④了解患者的心理状况，帮助患者树立信心。⑤大小便标本正确留取。⑥遵循三阶梯止痛原则，指导患者规范用药。

二、肿瘤患者住院护理常规

（一）护理评估

护理评估主要包括：①患者的体温、脉搏、呼吸、血压等生命体征。②患者的心理变化。③患者疼痛的部位、性质、等级、持续时间及伴随症状。④患者化学治疗（简称化疗）的不良反应。⑤患者放射治疗（简称放疗）的不良反应。⑥患者生物免疫治疗的不良反应。

（二）护理措施

1. 一般护理常规

一般护理常规主要包括：①饮食。以高热量、高蛋白、高维生素、营养丰富、清淡易消化食物为宜，少量多餐。②心理。加强与患者沟通，及时了解患者的心理动态，帮助患者树立信心，防止意外事故的发生。③活动。病情严重者应绝对卧床休息，病情轻者可适当下床活动，有气促时予吸氧。④其他。病室每日开窗透气两次，病室内予以空气负离子消毒，每日一次，严格执行无菌操作。白细胞计数低的患者予以对症处理。

2. 病情观察

病情观察主要包括：①密切观察患者的生命体征变化，出现发热及时给予冰袋物理降温，出汗时及时更换床单、被服，注意保暖，避免受凉感冒。②观察患者有无恶心、呕吐、腹泻、便秘、脱发等放、化疗不良反应。③观察患者有无肿瘤压迫、破裂症状，如上腔静脉压迫综合征、大咯血、消化道大出血等危急重症，如有应及时抢救。④针对化疗患者，建议使用经外周静脉穿刺中心静脉导管（PICC）、输液港输液，保护外周静脉，防止化疗药物外渗，并鼓励患者每日多饮水（饮水量 > 2 000 mL），以促进毒素排出。⑤针对放疗患者，强调患者要保护好放疗区皮肤，并及时观察放疗区皮肤有无红斑、色素沉着、破溃和继发感染，及时做好干预措施。⑥做好患者日常护理及口腔、皮肤护理，保持床单位干净整洁，预防压力性损伤。⑦对于防跌倒/坠床评估高风险患者，必须给予警示标识，做好相关防护措施并做好记录。⑧做好患者 Caprini 静脉血栓栓塞症风险评估。

3. 用药护理

用药护理主要包括：①使用化疗药物时，严格执行输液顺序，尽量使用中心静脉输液，严防药物外渗。如有外渗，及时报告医生并处理，做好记录并及时交接。②遵循三阶梯止痛原则，遵医嘱按时给予止痛治疗。

4. 特殊饮食指导

特殊饮食指导主要包括：①化疗患者治疗前应尽量进食，不要空腹接受治疗，忌食煎炸的油腻食物，多饮水，每日喝水量不少于 2000 mL。②放疗患者如无特殊情况，一般在放疗前 1 h 尽量进食，放疗前应适量饮水，放疗期间少量多餐。③患者如有便秘，应多食富含纤维素的食物，但不宜过度，以免引起腹胀。多饮水，适当活动，每日定时做腹部按摩，必要时可使用一些药物辅助治疗。④患者如有腹泻，应多饮温水，注意少量多餐，多摄入富含钠、钾的食物，少食易引起胀气的食物。病情严重时应禁食及补液。

5. 肠内营养的管饲喂养护理

经皮内镜下胃造瘘喂养的护理，注意事项如下：①操作时注意清洁，用温水冲洗管壁，水量约 30 mL，将管壁内残余物质涤荡干净后，再用肥皂水或自来水将管口周围清洁一遍。②经皮内镜下胃造口术（PEG）的导管应妥善固定，防止其与皮肤损伤处发生粘连，在固定的同时可转动固定栓和推拉导管，注意动作轻柔。③如果导管插入皮肤深度发生位移（刻度改变 2 cm 以上）时，要及时进行处理。④PEG的导管置入体内 48 h 之后，方可淋浴。⑤切口周围皮肤如有红肿迹象、置管处有渗漏等异常情况，需及时处理。

　　经空肠穿刺造瘘喂养的护理，注意事项如下：①定时更换敷料、保持营养管周围皮肤的清洁和干燥。②注意观察有无红肿、胀痛、发热的症状及是否发生液体渗漏，并及时处理。③保持管腔内部通畅和卫生，定时清洁，一般每隔 4 h 冲洗一次，喂养前后也要冲洗导管。④定期检查营养管的位置，管饲需做到定时定量。管饲时可将床头抬高 30°，使患者保持半坐卧位。⑤导管内注入营养液时要注意循序渐进，量由少到多，速度由慢到快；输液时观察患者有无恶心、呕吐、腹胀、腹泻等不适。⑥营养管发生堵塞时，先以温水 30 mL 冲洗堵塞物，疏通导管，并利用"虹吸"原理，将 50 mL 注射器插入管中来回反复抽吸，使附着在管壁内的块状凝结物松脱掉落，彻底清洁导管。

（三）健康指导

　　健康指导主要包括：①加强营养，指导患者进食高热量、高蛋白、高维生素、营养丰富、清淡易消化食物。②保持大小便通畅，指导患者化疗期间多饮水，以促进毒素排出。③指导患者正确认识疾病，避免情绪紧张，保持乐观态度，积极治疗疾病。④指导患者适当运动，劳逸结合；注意保暖，预防感冒。

三、肿瘤患者出院护理常规

（一）护理评估

　　护理评估主要包括：①患者的心理状况。②患者对疾病的认知程度。③患者对宣教的理解程度。④患者有无潜在并发症。

（二）护理措施

　　护理措施主要包括：①确认患者要出院后，责任护士告知其出院日期及办理相关出院手续。②注销各种治疗护理单，将出院记录、疾病诊断书、出院带药交予患者至出入院结算中心办理结算手续。③向患者及家属进行出院健康指导和相关指导。④协助患者整理用物，收回医院用物，进行患者满意度调查，诚恳征求患者意见和建议，热情护送患者出院。⑤做好患者的病情追踪观察和电话回访工作。

（三）健康指导

　　基本健康指导如下：①指导患者保持良好的心态，树立战胜疾病的信心，积极参与社会活动，提高生活质量。②指导患者加强营养，注意合理调配饮食，进食高热量、高蛋白、高维生素、营养丰富、清淡易消化食物。③指导患者适当运动，劳逸结合；注意保暖，预防感冒。

　　专病患者出院健康指导如下：①头颈部肿瘤患者注意口腔清洁，预防感染，进食后及时用盐水漱口，三年内禁止拔牙。每日进行张口锻炼及颈部运动，保持放疗区皮肤完整及清洁干燥，外出避免阳光直射此区。②胸部肿瘤患者每日做深呼吸运动和有效咳嗽运动，锻炼肺功能。扩胸运动和腹式呼吸能改善胸腔的有效容量和呼吸功能。③乳腺癌患者坚持做简单易行的患侧上肢功能锻炼，如肩部运动、手指爬墙等。④消化道肿瘤患者注意观察排便是否规律，有无便血、腹泻、便形异常等情况。人造肛门患者注意保护造瘘口周围皮肤，定时用温水和肥皂水清洁，防止局部感染。

各类管道留置患者出院健康指导如下：①PICC 的患者应每 7 d 来院进行导管维护，置管侧手臂避免提过重的物品，洗澡时使用保鲜膜将导管包裹严实，如有浸湿应及时更换敷料。②置入输液港的患者治疗结束应及时拔掉无损伤针，其间需 1 个月维护 1 次导管，避免重力撞击输液港部位。如输液港座周围局部出现红、肿、热、痛并伴有脓性分泌物应及时来院处理。③造瘘管及导尿管原则上出院时应予以拔除，如需带管出院的患者应由专业人员进行清洁维护，到期后及时拔除。④严格遵照医嘱，按时服药和治疗，定期来院复查。

四、肿瘤患者分级护理常规

（一）特级护理

1. 适用人群

适用人群主要包括：①病情危重，随时可能发生病情变化需要进行抢救的患者。②各种肿瘤突发呼吸衰竭、肺栓塞、心搏骤停及脑瘤转移突发意识障碍等的患者。③使用呼吸机辅助呼吸并需要严密监护病情的患者。

2. 护理要点

护理要点主要包括：①严密观察患者病情变化，监测生命体征。②根据医嘱正确实施治疗、给药措施，配合医生实施各种急救措施。③根据医嘱，准确记录出入量。④做好专科护理，如引流管、气管切开、输液管道、压力性损伤护理及各种并发症的预防。⑤根据患者病情，正确实施基础护理。⑥每日给患者洗脸、梳头及口腔护理各两次，每日进行留置导尿管护理两次或每日行会阴清洁、足部清洁各一次，每周温水擦浴两次及洗头一次，根据患者情况，完成指（趾）甲清洁，协助患者使用便器及更衣，对大小便失禁患者进行护理。⑦协助非禁食患者进食、进水，为禁食患者按时注入管饲饮食。⑧保持患者的舒适和功能体位；协助患者翻身、床上移动及有效咳嗽，做好压力性损伤预防护理。⑨了解患者心理需求，实施心理疏导，协助患者解决心理问题，有针对性地开展健康指导和功能锻炼。⑩定时通风，保持病室空气清新及环境清洁。⑪严格实施床旁交接班制度。

（二）一级护理

1. 适用人群

适用人群主要包括：①肿瘤晚期重症患者。②肿瘤患者并发急性消化道大出血、肝衰竭、肝性脑病、急性肾功能不全、深静脉血栓、脊髓损伤等需要严格卧床的患者。③生活完全不能自理且病情不稳定的患者。④生活部分自理，病情随时可能发生变化的患者。⑤化疗、放疗引起Ⅳ度骨髓抑制，病情随时可能发生变化的患者。

2. 护理要点

护理要点主要包括：①每小时巡视患者，观察患者病情变化。②根据患者病情，监测生命体征，记录出入量。③根据医嘱，正确给药、实施治疗。④关注患者安全，根据患者具体情况采取相应预防措施，如使用床栏，必要时可使用约束带。⑤根据患者病情及生活自理能力，实施整体护理。⑥生活不能自理患者的基础护理参照特级护理标准。⑦提供护理相关的健康指导和功能锻炼。⑧定时通风、保持病室空气清新及环境清洁。

（三）二级护理

1. 适用人群

适用人群主要包括：①肿瘤恢复期仍需卧床的患者。②化疗、放疗期间伴不良反应的患者。③生活部分自理的患者。

2. 护理要点

护理要点主要包括：①每 2 h 巡视患者，观察患者病情变化。②根据患者病情，监测生命体征。③根据医嘱，正确给药、实施治疗措施。④根据患者病情，正确实施护理措施和安全措施；整理床单位；根据患者自理情况协助进行面部清洁、翻身及有效咳嗽，做好压力性损伤预防护理等，做好 PICC、输液港及引流管的护理。⑤及时做好安全评估，指导患者采取措施预防坠床、跌倒。⑥为患者提供护理相关的健康指导。⑦定时通风，保持病室空气清新和环境清洁。

（四）三级护理

1. 适用人群

适用人群主要包括：①肿瘤患者治疗期生活完全自理且病情稳定。②生活完全自理且处于康复期的患者。

2. 护理要点

护理要点主要包括：①每 3 h 巡视患者，观察患者病情变化。②根据患者病情，测量生命体征；整理床单位，做好患者安全管理。③根据医嘱，正确给药、实施治疗。④给患者提供饮食指导。⑤为患者提供护理相关的健康指导及功能锻炼。

第二节　心理护理

一、肿瘤患者的心理特征

应用医学与心理学的理论，探索患者的心理活动规律，并通过相应的心理护理措施，处理患者在肿瘤疾病过程中出现的心理问题，改善患者的心理状态和行为。肿瘤患者心理反应一般可分为 5 个阶段。

（一）否认期

肿瘤患者在得知自己的诊断后，第一反应就是拒绝承认患有肿瘤，怀疑诊断错误，对医生的诊断表示否认，多数患者要求复查。当再次被确诊肿瘤之后，患者随即出现孤独心理，开始封闭自己、不愿与他人交谈，他们往往会脱离正常生活，并且失去原有的社会地位和作用，甚至游离于社会之外。

（二）愤怒期

患者经过否认期后，不得不面对患肿瘤的事实，此时的患者愤愤不平，心中十分委屈，最易出现焦虑与恐惧心理。由于肿瘤的事实与求生的欲望相矛盾，患者往往十分愤怒。

（三）妥协期

在愤怒期结束之后，患肿瘤的事实仍然存在，因此，患者不得不在心理上承认诊断。面对疾病，患者常常出现两极分化：一类患者积极接受诊断，认为既然无法摆脱这一命运，不如在有限的时间里多感受人生的乐趣，他们常能配合治疗和护理，并主动参加社会活动；另一类患者则消极接受命运，认为自己无法与命运抗争，死亡是在所难免，他们经常交替出现愤怒与抑郁，加速了肿瘤的进程。

（四）抑郁期

在治疗过程中随着病情的恶化，肿瘤患者面临着疼痛与死亡的威胁，而且有些患者还承受着医疗费用带来的压力，为自己成为家庭的负担而感到不安。患者往往感到悲伤，丧失了治疗的信心，甚至出现生不如死的想法。

（五）平静期

患者不仅在身体上承受了手术、化疗、放疗等痛苦，同时在精神上也经受了一系列的心路历程，此时患者常常表现出异乎寻常的平静。

二、肿瘤患者的心理干预方法

（一）适应证

适应证主要包括：①初期查出患肿瘤的患者。②治疗期间的肿瘤患者。③康复出院后的肿瘤患者。

（二）常见心理干预方法

1. 信心疗法

肿瘤是一种慢性病，患肿瘤并不意味着死亡，有很多患者可以带瘤生存。"通过治疗，疾病能得到控制"，患者从内心接受这样的看法可以缓解肿瘤带来的严重消极情绪。

2. 行为疗法

行为疗法指通过训练建立新的、正常的行为，以纠正和代替旧的、异常的行为。

对于肿瘤患者来说，就是形成有利于肿瘤患者康复的新习惯，包括改变不良的生活习惯、增强自我防护意识、学会自我观察病情、了解关于自我疾病的医学基本知识、进行正常的家庭生活等。

3. 想象疗法

想象疗法指患者自己树立与疾病做斗争的信心和勇气，在思想上树立必胜的信念，而且这种信念是恒定不变的。如放疗患者在每次做放疗时，想象自己身上的癌细胞就是"怪兽"，而放疗就是"奥特曼"，它们正在进行一场"生死角逐"，化疗后就是"奥特曼"赢了，患者的身体也会随之感到通畅，似乎和正常人一样，又回到了以前"潇洒"的状态。

4. 放松疗法

放松疗法是指导肿瘤患者运用身心放松法、音乐治疗法、打太极拳等方式，或观看轻松、愉悦的文艺演出、电视节目，解除其心理上的压力，缓解其精神紧张，使其克服不良情绪，从而促进患者的康复。患者可以和家人及朋友聊天、下棋、跳广场舞、钓鱼，这会让心情愉悦不少。在身体条件允许的情况下，患者可以进行适当的活动，如旅行等。放松疗法的本意在于使患者排除杂念，调动身体各方面的积极因素，并与信念相结合，达到促进康复的目的。

5. 暗示疗法

正面暗示可使患者处于希望中，培养患者的乐观情绪及积极的生活态度，使其乐于配合治疗，疼痛程度也有所降低，生活质量提高。

三、肿瘤患者的心理护理常规

（一）心理护理评估

护理评估主要包括：①患者的一般资料及生理健康水平。②患者的心理健康水平。③患者的社会支持系统。

（二）心理护理措施

1. 常见心理问题及护理措施

1）过分依赖

由于对疾病的担心，患者会在行为上产生对家人及医护人员的过分依赖，导致其行为的退化。护士此时应倾听患者的诉求，帮助其接受现实，了解疾病，树立战胜疾病的信心，使其尽快地配合治疗。此时护士应该让患者多做力所能及的事情。

2）焦虑

焦虑是对一个或多个模糊、非特异性的风险过分担心和害怕的情绪状态，伴有自主神经系统活动增强的表现，如心悸、失眠、疲乏、易激动、缺乏耐心等。

护理措施主要包括：①为患者提供安静、舒适的环境。②尊重患者所采取的解除焦虑的应对措施。③采取适宜的放松疗法，如按摩、听音乐等。④进行健康知识宣教，缓解或解除应激原对患者的刺激和造成的困扰。

3）抑郁

患者抑郁表现为情绪低落，心境悲观，自我评价降低，自身感觉不良，对日常生活缺乏兴趣，消极厌世，甚至萌生自杀念头。

护理措施主要包括：①观察抗抑郁药物治疗过程中患者可能出现的不良反应。②了解患者的心理特征，找出引起抑郁的因素。③及时进行卫生知识宣教。④用适宜方式使患者发泄负性情绪。⑤做好家属知识宣教，帮助患者调动与疾病抗争的积极性。⑥警惕患者发生意外。

4）恐惧

患者主要是因为预感或感觉到体内长有肿瘤，感到死亡威胁。

护理措施主要包括：①建立良好的护患关系。②鼓励患者表达自己的感受，对患者的恐惧表示理解。③经常给予可以帮助患者减轻恐惧的言语性和非言语性的安慰，如握住患者的手等。④说话速度要慢，语调要平静，尽量解答患者提出的问题。⑤向患者提供有关医院常规、治疗、护理等各方面的信息。⑥在患者感到恐惧时，留在患者身边以增加其安全感。⑦指导患者使用放松疗法，如听音乐、缓慢地深呼吸。⑧遵医嘱满足患者的镇痛需求。

5）预感性悲哀

预感性悲哀与患者的疾病处于晚期、对治疗丧失信心有关。

护理措施主要包括：①鼓励患者树立信心。②与患者及其家属建立融洽的关系，倾听并鼓励患者表达出自己的悲哀感受。③确认患者所处的不同阶段，采取合适的护理措施，告诉其随着医学的发展，肿瘤已不是不治之症，通过手术、放疗、化疗均可延长肿瘤患者的寿命，甚至完全治愈。④经常与患者交谈，以了解患者的想法。⑤鼓励患者进行自我护理。⑥可适当地带患者外出散步，让其感知世界的美好。

6）绝望

绝望与患者的身体状态衰退和肿瘤恶化有关。

护理措施主要包括：①努力为患者减轻痛苦，提高生活质量。②对患者表示同情和理解，采用尊重患者的方式为其提供帮助。③帮助患者正确评价目前面临的问题。④帮助患者制订切实可行的目标。⑤给患者及其家属提供沟通的机会，鼓励家属表达对患者的关心和爱护。⑥鼓励患者回忆过去的事情，强调其过去的成就，肯定他的能力和价值。

2. 不同治疗阶段的心理护理措施

（1）未确诊阶段：医护人员不得随意向患者及其家属透露可能是肿瘤的言辞，也不要在患者的面前交头接耳。

（2）确诊阶段：①言语恰当。在适当的时间，以恰当的方式向患者讲解病情，讲解治愈的希望，帮助患者及早摆脱恐惧的心理。对心理承受能力较差的患者，若已确诊,医护人员应合理选择告知患者及其家属病情的时间和方式。对于解释工作，医护人员的意见需要保持一致，注意交谈的内容应分主次，逐步使患者真正理解所谈的问题。②进行各项检查前做好健康知识宣教，消除患者对检查的顾虑。

（3）治疗阶段：在治疗前和治疗中，向患者讲解治疗的目的、可能出现的副作用和解决方法，可以解除患者的恐惧和焦虑，顺利地完成治疗计划，通过努力最大限度地提高患者生存质量。

（4）康复阶段：①做好出院指导，使患者离院后仍能按照治疗计划、康复计划进行日常护理。②鼓励患者参与社会活动。③定期与患者联系，告知患者按时复诊，增加患者的安全感与康复信心。

（5）临终阶段：护士应当积极解决患者的疼痛、厌食、躯体移动障碍等问题，不能对患者表现出厌烦、冷漠，尽最大可能满足患者的愿望和需求，提高其生活质量。尊重个人习俗，不同的人对死亡有不同的信仰，其态度亦不同，护士应当尊重患者的信仰，使患者及其家属能得到精神上的安慰。

3. 个体化心理护理

个体化心理护理主要包括：①对不同年龄的人的心理护理。针对幼儿、青少年、中年人、老年人进行不同的、适宜的心理护理。②对不同文化、社会背景的人的心理护理。针对患者性别、生活习惯、文化素养、社会环境的不同，灵活运用跨文化护理理论与方法，制订出合理有效的护理措施，帮助患者达到身心最佳状态。

四、健康指导

肿瘤患者治疗周期较长，是一场较长的战役，患者、患者家属以及医护人员都要做好长期抗战的准备。对患者进行全面健康评估，实施全方位、全程护理干预，通过健康指导，解除患者的恐惧、焦虑心理，使其保持良好的心态，增加战胜疾病的信心，积极配合治疗。保持口腔卫生，鼓励患者进食营养丰富且易消化的食物。使患者充分了解化疗药物的副作用，保护放疗部位的皮肤，积极有效预防不良反应。指导患者定期复查。

第三节　化疗的护理

一、肿瘤患者的化疗

化疗是指通过使用化疗药物杀灭肿瘤细胞，达到治疗的目的。化疗是目前治疗肿瘤的有效手段之一。

（一）化疗药物的分类

各类化疗药物根据其在分子水平的作用机制可分为以下几类。

1. 烷化剂

烷化剂是最早问世的细胞毒类药物，抗瘤谱广，在体内半衰期短，毒性较大，常用于大剂量短程疗法或间歇用药。①氮芥类。即氮芥及其衍生物，包括环磷酰胺、苯丙酸氮芥、苯丁酸氮芥、甲氧芳芥、邻脂苯芥等，其中环磷酰胺为潜伏化疗药，需要活化才能起作用。②乙烯亚胺类。常用的药物为噻替派。③亚硝脲类。有卡莫司汀、尼莫司汀、司莫司汀、洛莫司汀等。④甲烷磺酸酯类。为根据交叉键联系复合成的系列化合物，目前临床常用只有白消安。

2. 抗代谢药物

抗代谢药物是一类能干扰细胞代谢过程的药物，其化学结构常与核酸代谢的必需物质叶酸、嘌呤、嘧啶等相似，通过特异性对抗干扰核酸代谢，产生抗肿瘤效应。根据药物主要干扰的生化步骤或所抑制的靶酶的不同，可进一步分为：①二氢叶酸还原酶抑制药，如甲氨蝶呤（MTX）等；②胸苷酸合成酶抑制药，如氟尿嘧啶等；③嘌呤核苷酸互变抑制药，如巯嘌呤等；④核苷酸还原酶抑制药，如羟基脲等；⑤DNA多聚酶抑制药，如阿糖胞苷等。

3. 抗肿瘤抗生素类

来自微生物的抗肿瘤药，多数由放线菌产生，属细胞周期非特异性药物，基本上可分为蒽醌类和多肽类等。近年来研究的新抗肿瘤抗生素有放线菌素D、博来霉素、丝裂霉素等。

4. 抗肿瘤的植物类药物

是近年来临床上常用的一类药，主要为生物碱类，包括长春新碱、秋水仙碱、三尖杉酯碱、紫杉醇等。

5. 铂类

主要包括顺铂、卡铂、奥沙利铂等，其中顺铂的肾毒性较重。

6. 其他

甲基苄肼，主要通过抑制肿瘤细胞DNA和蛋白质的合成起抗肿瘤作用。L-门冬酰胺酶，可使肿瘤细胞缺乏必需的门冬酰胺，使其生长受阻。

（二）化疗药物作用机制

抗肿瘤药物种类繁多，其作用机制各不相同，常见的作用机制归纳如下。

1. 干扰核酸的合成和代谢

大多数化疗药物主要是通过阻碍核酸的合成和代谢而起到杀伤细胞的作用。这类药物的化学结构和核酸合成和代谢的必需物质相似。

（1）抑制脱氧胸苷酸合成酶：氟尿嘧啶、氟尿苷等药物在体内的衍生物可抑制脱氧胸苷酸合成酶，阻止脱氧尿苷酸的甲基化，从而影响核酸合成。

（2）抑制二氢叶酸还原酶：MTX与二氢叶酸还原酶结合，使二氢叶酸不能被还原成四氢叶酸，导致5，10-二甲酰四氢叶酸缺乏，使脱氧尿苷酸不能接受来自5，

10- 甲酰四氢叶酸的碳单位形成脱氧胸苷酸，使核酸合成受阻。

（3）阻止嘌呤核苷酸合成：巯嘌呤进入体内转变成活性硫代肌苷酸，抑制磷酸腺苷琥珀酸合成酶和肌苷酸合成酶，阻止肌苷酸转变为鸟苷酸和腺苷酸，干扰嘌呤代谢，从而影响核酸合成。

2. 直接与 DNA 作用干扰其复制等功能

氮芥、环磷酰胺、苯丁酸氮芥、白消安、卡莫司汀等烷化剂和博来霉素、丝裂霉素等抗生素具有活泼的烷化基团，能与核酸、蛋白质中的亲核基团（如羧基、氨基、巯基、磷酸根等）发生烷化反应，以烷基取代亲核基团中的氢原子，引起 DNA 双链间或同一链鸟嘌呤脱氧核苷酸间发生交叉联结，使核酸、酶等生化物质结构和功能损害，不能参与正常代谢。

3. 抑制蛋白质合成

抗肿瘤植物药如长春碱类和秋水仙碱能与微管蛋白结合，阻止微管蛋白聚合，使纺锤丝形成受阻，致染色体不能向两极移动，有丝分裂停留于中期，最终细胞核结构异常导致细胞死亡。

放线菌素 D、玫瑰树碱等能嵌入 DNA 双螺旋链间形成共价结合，破坏 DNA 模板功能，阻碍信使 RNA（mRNA）和蛋白质的合成。L- 门冬酰胺酶可将门冬酰胺水解，使肿瘤细胞合成蛋白质的原料 L- 门冬酰胺缺乏，限制了蛋白质的合成。三尖杉酯碱使核蛋白体分解，抑制蛋白质合成的起始阶段。

许多学者致力于开发不同作用机制的新药，相继提出了一些新的抗癌理论，其中包括：①抑制肿瘤血管生长。②促使肿瘤细胞逆转。③抗肿瘤转移性作用。④作用于细胞结构成分，如细胞膜、细胞器或细胞生物大分子等，直接破坏肿瘤细胞或者影响肿瘤细胞的生长分化。

（三）化疗药物常见的毒性反应

从大的角度来说，化疗药物的毒性反应可分为两种，即近期毒性反应和远期毒性反应。

1. 近期毒性反应

1）局部反应

患者适应化疗药物后，在静脉滴注过程中容易产生严重的局部反应：①静脉炎，是患者使用化疗药物后常见的并发症。临床上主要表现为静脉部位疼痛、发红，部分患者甚至表现为静脉栓塞等。②局部组织坏死，在使用化疗药物过程中，若药物漏于皮下，可引起局部化学反应炎症，出现红肿、疼痛，严重者形成水疱、溃疡甚至局部组织坏死，这种副作用经久不愈。

2）骨髓抑制

患者使用化疗药物后容易产生不同程度的骨髓抑制。临床上主要表现为：成熟细胞减少，常见于白细胞，甚至会引起血小板、红细胞等数量下降，且不同的化疗药物对骨髓抑制产生的副作用不同。部分患者甚至还会出现乏力、抵抗力下降等。

3）胃肠毒性

多数化疗药物容易引起患者胃肠道反应，临床上主要表现为口干、恶心、呕吐等，部分患者容易产生胃肠道食管炎，甚至出现胃出血等。

4）免疫抑制

化疗药物从大的角度来说多数是免疫抑制药物，患者用药后容易对人体免疫功能受到不同程度的抑制，而当免疫功能下降时又会增加肿瘤的复发或转移等的风险。

5）肾毒性

肾毒性是化疗药物使用后常见的并发症，主要表现为肾小管上皮细胞急性坏死、变性，肾小管扩张等，严重时患者甚至出现腰痛、血尿等。

6）肝损伤

化疗药物会引起肝损害，临床上主要表现为肝功能检查异常、肝大等。

7）心脏毒性

临床上可表现为心律失常、心力衰竭（患者表现为无力、活动性呼吸困难，发作性夜间呼吸困难，心力衰竭时可有脉搏快、呼吸快、肝大、心脏扩大、肺水肿、水肿和胸腔积液等），心电图出现异常。

8）肺毒性

部分化疗药物容易引起肺毒性，临床上主要表现为间质性肺炎和肺纤维化。部分患者甚至会出现发热、干咳等，并且患者伴有粒细胞增多。

9）神经毒性

患者使用化疗药物后，药物容易对其周围神经产生影响，从而引起周围神经炎，临床上主要表现为指（趾）麻木、腱反射消失等；部分患者可表现为感觉异常、振动减弱、肢体麻木等；严重患者甚至出现嗜睡、精神异常等。

10）脱发

有些化疗药物可引起不同程度的脱发，一般指头发脱落，有时其他毛发也可受影响，这是化疗药物损伤毛囊的结果。脱发的程度通常与药物的浓度和剂量有关。

11）其他

听力减退、皮疹、面部或其他部位皮肤潮红、指甲变形、骨质疏松、膀胱及尿道刺激征、闭经、性功能障碍、男性乳腺增生等也可由部分化疗药物引起。

2.远期毒性反应

随着化疗疗效提高，肿瘤患者生存期延长，远期毒性更应引起重视。

1）致癌作用

现已证实，如烷化剂和亚硝脲类药物可能导致患者出现与化疗相关的第二原发恶性肿瘤，因此在用药时应充分考虑这种可能。

2）不育与致畸

许多化疗药物对生殖细胞和内分泌功能有很大影响，可导致不育及致畸，如环磷酰胺、氮芥等。

（四）化疗药物给药途径和给药方法

1. 静脉给药

静脉给药主要包括：①静脉注射。刺激性小的药物经过溶解后，可经注射进入静脉内，如 MTX、环磷酰胺。②中心静脉给药。对于刺激性大的药物，如多柔比星、去甲长春碱等，目前采用 PICC、锁骨下深静脉置管给药。中心静脉置管后，使用化疗药物前，应做 X 线检查确定导管前端位置，确保导管置于血管内，注药时，要询问患者是否有不适的感觉。③静脉冲入法。使用强刺激性药物如氮芥时，应先建立静脉通路，待输液通畅后，稀释药液再由静脉快速冲入药液。④静脉滴注。经稀释后的化疗药物进行静脉滴注（如果输液时间较长，一般选用静脉留置针输液，并每日更换输液器），需严格按照医嘱，准确掌握输液速度。

2. 肌内注射

肌内注射适用于对组织无刺激性的化疗药物，如噻替派、博来霉素、平阳霉素等。选择长针头做深部肌内注射，有利于药物的吸收。如果药物为油类制剂，吸收差，需制订计划，记录并轮换注射部位。

3. 口服

口服化疗药物需将药物装入胶囊或制成肠溶制剂，以减轻药物对胃黏膜的刺激，并防止药物被胃酸破坏。如复方替加氟、卡培他滨、氟尿嘧啶等，宜睡前服用，并与盐酸异丙嗪和碳酸氢钠同服。

4. 腔内化疗

腔内化疗指在胸腔、腹腔和心包腔内化疗。一般选用可重复使用、刺激性小、抗肿瘤活性好的药物，以提高药物疗效。每次注药前可通过留置的中心静脉导管抽尽积液，注入药物后，协助患者更换体位，使药物与腔壁充分接触，最大限度地发挥药物作用。

腔内化疗主要包括：①胸腔内化疗。存在恶性胸腔积液时，可通过向胸腔内注射化疗药物直接杀死肿瘤细胞而达到治疗的目的。②腹腔内化疗。一般选择刺激性小的药物，以免引起腹痛和肠粘连。为使药物分布均匀、发挥最大的作用，需先将药物溶解于大量的溶液中，然后注入腹腔。③心包腔内化疗。恶性心包积液可用心包穿刺术、心包开窗引流术等进行化疗。

5. 鞘内注射化疗

鞘内注射化疗是将药物通过腰椎穿刺注入蛛网膜下腔，从而使药物弥散在脑脊液中，目前以 MTX 为主。

6. 动脉内化疗

为提高化疗药物在肿瘤局部的有效浓度，可使用动脉内给药。对于有浓度依赖性的化疗药物，局部药物浓度是决定疗效的关键因素之一。

动脉内化疗主要包括：①直接动脉注射。如恶性脑肿瘤转移，可直接经动脉穿刺注入抗肿瘤药物；下肢软组织恶性肿瘤可经股动脉穿刺注入抗肿瘤药物；手术中不能切除的恶性肿瘤，如肝癌，可经肝动脉直接注入化疗药物。②动脉插管注射。在X线照射下，采用手术将导管置于肿瘤供血的动脉内再注入化疗药物，如肝癌、卵巢癌的介入治疗。

二、化学治疗患者的护理常规

（一）护理评估

护理评估主要包括：①了解患者肿瘤的原发部位、手术方式、肿瘤有无转移、各脏器的功能、血常规结果等。②评估患者对化疗的认识以及心理反应。③评估患者在化疗药物给药前的局部血管情况；给药中局部有无红肿、药液外渗的现象及患者有无化疗副作用，如恶心、呕吐、便秘、腹泻等消化道反应，乏力、发热、出现皮肤出血点等骨髓抑制现象，以及脱发等。

（二）护理措施

1. 一般护理

一般护理主要包括：①饮食。进食时间可选择在晨起或化疗药物注射后3～4 h，以避开胃肠道反应最剧烈的时间段，少量多餐。化疗期间大量饮水，保证每日尿量在2 000 mL以上，以促进药物排泄。②心理护理。告知患者化疗导致的恶心、呕吐、脱发均为可逆性反应，增强患者治愈信心。③体位。腔内化疗时指导患者更换体位，以利于药物的分布吸收。

2. 给药途径

（1）静脉给药：①化疗前护士要掌握药物的性质，进行有效的血管评估。如使用发疱性化疗药物时，应选择粗直、弹性好、回流通畅的前臂静脉血管，且穿刺点上方的向心方向无血管外伤史、手术史。避免在手指、关节、下肢等处穿刺；若伴有上腔静脉综合征才选择下肢穿刺。行乳腺手术的患者，患侧肢体禁止使用化疗药物。对容易引起局部灼伤、坏死的药物，不应选择手背、足背小血管。②选择适当的血管通道器材。输液时间在一周以上者，PICC、输液港为首选；若使用静脉留置针，建议当日用当日拔。③化疗药物需现配现用，使用前后应输注无刺激性普通液体，注意配伍禁忌。④某些化疗药物遇光分解，且会增加其毒性、副作用或降低疗效。在注射时需避光，如MTX在使用时需要用避光输液瓶套和专用避光输液器。

（2）肌内注射：必须深部交替注射以利于吸收，避免臀部或三角肌形成硬结。

（3）腔内注射：确保化疗药物注入腔内，注药后协助患者更换体位。

（4）口服给药：宜于餐后或睡前给药，降低患者消化道反应。

（三）健康指导

健康指导主要包括：①饮食宜清淡、营养、少量多餐，多饮水，多吃蔬菜水果，保持大便通畅（腹泻者除外）。②劳逸结合，避免劳累和剧烈运动，少去人员密集的场所，防止交叉感染。③饭前、饭后用温盐水漱口，保持口腔清洁。④告知患者化疗药物可致呕吐、食欲缺乏、血压下降。⑤患者不宜过快地变换体位，防止跌倒、坠床。

第四节　放疗的护理

一、肿瘤患者的放疗

放疗是由一种或者多种电离辐射组成的医学治疗手段，即利用各种高能射线杀灭肿瘤细胞或抑制肿瘤细胞的生长、分裂，是肿瘤治疗手段之一，目前已发展成一门临床学科，即放射肿瘤学。

（一）作用机制

（1）固定源皮距放疗：是根据医生在皮肤表面画出的形状，直接对准皮肤进行照射的方法。此照射方法简便易行，不受治疗机器功能的限制，多用于姑息性放疗和简单照射野的放疗，如骨转移、锁骨上或腹股沟淋巴结引流区的姑息放疗等。

（2）三维适形放疗：是一种高精度的放疗。它利用 CT 图像重建三维的肿瘤结构，通过在不同方向设置一系列不同的照射野，并采用与病灶形状一致的适形挡铅，使得高剂量区的分布形状在三维方向（前后、左右、上下）上与靶区形状一致，同时使得病灶周围正常组织的受量降低。三维适形放疗是放疗的主流技术，适用于绝大部分肿瘤，特别是在头颈部肿瘤（包括脑肿瘤、喉癌、上颌窦癌、口腔癌等）、肺癌、纵隔肿瘤、肝肿瘤、前列腺肿瘤等方面疗效显著。

（3）调强放疗：调强放疗把每一个辐射野分割成多个细小的野（又称作线束），在制订计划时，按照靶区的三维形状和与相关危及器官之间的解剖关系，对这些线束分配不同的权重，使同一个射野内产生优化的、不均匀的强度分布，以便使通过危及器官的束流通量减少，而靶区其他部分的束流通量增多。

（4）腔内放疗：通过施源器把放射源放入被治疗的组织内或放入人体的自然腔道内，直接在病灶区域进行近距离放射，一般适用于较小且较表浅（浸润深度一般在 1.0 ～ 1.5 cm）的腔内或管内病变，通常作为外照射的辅助治疗。

（二）不良反应

放疗过程中不可避免地会出现不同程度的不良反应，临床上会表现出不同的症状，大部分症状在治疗结束后可逐渐消失，但也有一些反应会造成组织、器官功能下降。常见的不良反应如下：①全身反应。主要表现为乏力、头晕、失眠、食欲下降、恶心、呕吐和白细胞改变。全身反应多在胸、腹部大视野照射，全身照射及全淋巴照射时表现明显；在一般局部照射时很少出现，即使出现也很轻微，对放疗无进度影响。②皮肤反应。如放射性皮炎，分为急性放射性皮炎和慢性放射性皮炎。急性放射性皮炎主要表现为放疗后皮肤红肿，慢性放射性皮炎主要表现为长期放疗后的皮肤变硬、粗糙等。③黏膜反应。口腔、鼻腔、鼻咽、喉部、食管等经照射后，都可出现不同程度的黏膜反应。开始表现为黏膜充血、水肿，随后黏膜上皮脱落、糜烂，伴有纤维蛋白和白细胞渗出，形成假膜，假膜剥脱后会有出血。④其他。头颈部放疗会出现因下颌关节纤维化导致的张口困难，还可出现放射性食管炎。宫颈癌使用腔内放疗易引起盆腔感染、阴道炎、外阴炎。胃肠道对射线的耐受剂量较低，易出现腹泻、黏液便等症状。

二、放疗患者的护理常规

（一）放疗前的护理

1. 护理评估

护理评估主要包括：①患者对放疗的认识。②患者的身体状况是否能耐受放疗。③患者的血常规及肝、肾功能是否正常。④患者放疗处皮肤有无切口及破溃，全身或局部有无感染。⑤患者的口腔有无义齿或口腔疾病。一般性的口腔问题处理完成后，隔2～3 d即可放疗；拔牙后最好休息1～2周，待创面愈合后开始放疗。⑥头部放疗的患者是否将头发剃去。

2. 护理措施

护理措施主要包括：①介绍疾病及治疗相关知识，了解患者心理状况及情绪反应，分析产生原因，并给予针对性心理支持，对其讲解治疗计划与积极配合治疗的远期效果，消除患者紧张、恐惧心理。②指导患者加强营养的摄入，注意保暖、预防感冒，充分休息、适当锻炼以增强体质。③饮食以高蛋白、高热量、高维生素、清淡易消化的食物为宜，忌食辛辣、生硬、过冷、过热的刺激粗糙食物。④注意口腔卫生，如有义齿应于放疗前就医，取下义齿。如是头颈部放疗则指导患者做张口锻炼。⑤宫颈癌患者放疗当日先冲洗阴道，阴道内填塞无菌纱布，剃净阴毛，保持会阴部的清洁。

3. 健康指导

健康指导主要包括：①告知患者进入放疗室时，不可带入金属物品，如金属手表、金属首饰。②因洗澡、衣物摩擦、出汗等使放射定位线模糊不清时，不能自己随意涂画，要及时请医生重新标记。③胸部肿瘤照射时要保持呼吸平稳，胃部放疗前需禁食，腹腔放疗前应排空小便，盆腔放疗前应留有适量小便。④告知患者每次放疗照射时都要与定位时的体位一致，不能移动，一直保持到照射结束。⑤头部放疗患者须在放疗前剃去头发，并告知患者待治疗结束，头发是可以再生的。

（二）放疗后的护理

1. 护理评估

1）全身反应

放疗后，由于肿瘤组织被破坏，且一些快速生长的正常组织细胞对放射线的高度敏感，导致患者在照射后数小时或 1～2 d 可出现全身反应，如乏力、头晕、头痛、腹泻、厌食、失眠等。

2）皮肤反应

皮肤反应的程度与放射源、照射面积、照射部位、剂量及是否有其他并发症等因素有关。

3）骨髓抑制

放疗后因为骨髓抑制，导致造血功能低下而引起感染，出现出血倾向，这是影响患者预后常见且严重的并发症之一。

4）口腔黏膜反应

放疗会使唾液腺中的浆液细胞快速凋亡，腮腺的唾液分泌急剧减少，引起咽干症状。此外，放疗会使高度敏感的黏膜细胞充血、水肿，继而出现疼痛、溃疡等口腔症状，严重者会引起出血、穿孔。

5）放射性肺炎、肺纤维化和食管黏膜反应

胸部照射后患者出现的放射性肺炎、肺纤维化和食管黏膜反应是上呼吸道感染诱发的，轻者可无症状，重者多伴有高热、胸痛、咳嗽、气促等症，严重者可致死亡。

6）营养状况及进食情况

肿瘤患者常因情绪波动及抗肿瘤药物的应用而产生许多不良反应，如味觉异常、食欲缺乏、恶心、呕吐等，如不及时采取有效措施可加重病情，因此在放疗期间应重视营养护理。

7）阴道冲洗

阴道冲洗是防止阴道炎、盆腔炎和尿路感染必不可少的一项积极护理措施。

8）心理状态

评估患者有无紧张、焦虑、恐惧心理。

2. 护理措施

1）一般护理

一般护理主要包括：①照射后完全静卧休息 30 min，保证充足的睡眠，适当锻炼。②通过听音乐等方式转移注意力以减轻恶心反应。③头颈部放疗患者如出现头痛、呕吐、颅内压增高时，应遵医嘱进行甘露醇，取卧位抬高头部，嘱患者保持情绪稳定及大便通畅。每日进行鼻咽冲洗，每日 2 次，将放疗造成的脱落组织冲洗干净。④每周检查血常规，白细胞过低者遵医嘱进行升白细胞治疗，做好口腔护理及预防感染措施，必要时予以抗生素。血小板过低者遵医嘱进行升血小板治疗，注意查看皮肤有无淤点、淤斑，防止摔跤、磕碰，保持大便通畅，严重者暂停放疗。

2）皮肤护理

皮肤护理主要包括：①嘱患者穿宽大、柔软无领的纯棉内衣，保持照射野干燥，避免日光暴晒及过冷、过热的刺激，外出打伞。②保持放射野皮肤清洁，照射野皮肤出现瘙痒时，禁抓挠，禁用肥皂水擦洗，不可涂乙醇等刺激性强的药物，避免粘贴胶布。③避免照射野皮肤受到硬物摩擦和损伤，勤洗手，勤剪指甲，皮肤脱屑期禁用手撕剥。用电动剃须刀刮胡须，皮肤出现感染者遵医嘱使用抗生素治疗。

3）骨髓抑制护理

复查血常规，根据骨髓抑制分期及时给予相应处理，严密观察患者病情，特别是注意患者有无出血倾向，以免颅内出血威胁生命。严格无菌操作，防止交叉感染，做好病室空气消毒，减少探视。

4）口腔黏膜护理

保证病室的相对湿度在 50%～60%。出现咽干、咽痛、口腔炎时，饮食宜以清淡、易消化的温凉半流质或流质的软烂食物为主，少食多餐。保持口腔清洁，多饮水、果汁促进毒素排出，用软毛牙刷、含氟牙膏刷牙，遵医嘱使用漱口水含漱。溃疡局部可喷重组人表皮生长因子外用溶液，促进黏膜恢复，咽喉反应重时遵医嘱应用抗生素。指导患者进行张口锻炼，使口腔黏膜皱襞处充分进行气体交换，破坏厌氧菌的生长环境，防止口腔继发感染，预防口干、味觉减退、牙龈萎缩、张口困难等并发症。

5）放射性肺炎、肺纤维化和食管黏膜反应的护理

保持室内空气清新，少去人多的公共场所，防止呼吸道感染。胸部放疗引起的放射性肺炎、肺纤维化，通常给予雾化吸入药物、吸氧，并遵医嘱予以抗生素等对症治疗。引起放射性食管黏膜反应者可表现为吞咽困难、胸骨后疼痛及灼烧感，需观察患者疼痛性质，以及体温、脉搏、呼吸、血压等变化，一旦出现食管穿孔，立即禁食、禁水，停止放疗，并进行补液支持。

6）饮食护理

放疗期间多食蔬菜水果及富含营养的食物，多喝水，促进毒素排出，以高蛋白、高热量、高维生素、清淡易消化的饮食为主。患者进食困难，没有食欲，也要鼓励患者加强营养，多饮水，多喝果汁、牛奶等。主食应以软烂食物为好，如面条、蛋羹、肉汤、鱼汤、肉粥等，实在进食困难者，予以鼻饲、静脉营养等对症处理。饮食口味要清淡甘润，不宜过食生冷，以免生寒伤胃，可口含话梅、罗汉果、橄榄等刺激唾液分泌，减少口腔干燥症状。

7）阴道冲洗

妇科肿瘤患者放疗期间，应及时冲洗阴道内不洁分泌物及癌肿破溃血块，以有效控制阴道的感染，从而增强放疗时射线对肿瘤的敏感性，否则将影响放疗的效果。放疗期间保证每日用高锰酸钾冲洗阴道 1 次。

8）心理护理

加强心理护理，同情、关爱患者，多到床边与患者交流沟通，换位思考，体会患者的辛苦，给予力所能及的帮助。列举治疗成功患者病例，必要时可邀请治疗成功患者现身说法，告知其头发可以再生，皮肤也会慢慢恢复，帮助患者建立自信心。

3. 健康指导

健康指导主要包括：①指导患者均衡饮食，饮食清淡，保持口腔、皮肤卫生清洁，充分休息。注意照射野皮肤的保护，皮肤破溃者及时就医、换药。②结合疾病治疗情况，进行功能锻炼，预防局部功能障碍，如头颈部放疗后每日需进行张口、转颈运动，乳腺癌患者放疗后需进行康复功能锻炼，胸部放疗后患者需进行呼吸功能锻炼。③脊髓受较大剂量照射后，可能出现放射性脊髓炎，多发生于放射后数月或数年内。出院后需定期监测血常规及肝肾功能，白细胞过低时谨防感染，血小板低时防止磕碰，必要时使用药物治疗。④鼻咽癌放疗后患者仍需长期鼻咽冲洗，每日 1～2 次。⑤放疗后 2 个月或更长的时间，告知患者照射部位可出现皮肤萎缩、毛细血管扩张、淋巴引流障碍、水肿及深棕色斑点、色素沉着。⑥放疗期间不能拔牙，防止放疗后因牙床血管萎缩、牙齿坏疽而引发骨髓炎。⑦妇科肿瘤患者放疗结束后，还应继续阴道冲洗半年，以利于阴道上皮的修复。⑧患者应定期复查、随访，放疗后 1～2 个月应进行第一次复查，2 年内每 3 个月复查一次，2 年后每 3～6 个月复查一次。如有任何不适门诊随诊。

第三章　骨科疾病护理

第一节　关节脱位护理

一、概述

关节稳定结构受到损伤，使骨与骨之间相对关节面失去正常的对合关系，称为关节脱位。除了关节面对合失常外，其病理表现还有相应的骨端骨折、关节周围软组织损伤、关节腔血肿及后期关节粘连、异位骨化、功能丧失，可并发神经、血管损伤。创伤性关节脱位最常见，上肢脱位较下肢脱位常见。发生关节脱位的部位以肩关节、肘关节、髋关节多见。

（一）护理评估

1. 健康史

健康史评估主要包括：①一般情况。如年龄、出生时的情况、对运动的喜好等。②外伤史。评估患者有无突发外伤史，受伤后的症状和疼痛的特点，受伤后的处理方法。③既往史。患者以前有无类似外伤病史、有无关节脱位的习惯、既往脱位后的治疗和恢复情况等。

2. 身体状况

身体状况评估主要包括：①局部情况。如患肢疼痛程度、有无血管和神经受压的表现、皮肤有无受损。②全身情况。如生命体征、躯体活动能力、生活自理能力等。③辅助检查。如 X 线检查有无阳性结果发现。

3. 心理 - 社会状况

心理 - 社会状况评估包括患者的心理状态，对本次治疗有无信心，患者所具有的疾病知识和对治疗、护理的期望。

（二）常见护理问题

常见护理问题主要包括：①疼痛。与关节脱位引起局部组织损伤及神经受压有关。②躯体功能障碍。与关节脱位、疼痛、制动有关。③有皮肤完整性受损的危险。与外固定压迫局部皮肤有关。④潜在并发症。血管、神经受损。

（三）护理目标

护理目标主要包括：①患者疼痛逐渐减轻直至消失，感觉舒适。②患者关节活动能力和舒适度得到改善。③患者皮肤完整，未出现压力性损伤。④患者未出现血管、神经损伤，若发生能被及时发现和处理。

（四）护理措施

1. 体位

抬高患肢并保持患肢处于关节的功能位，以利于体液回流，减轻肿胀。

2. 缓解疼痛

缓解疼痛的方式主要包括：①局部冷热敷。受伤 24 h 内，局部冷敷以达到消肿止痛的目的；受伤 24 h 后，局部热敷以减轻肌肉痉挛引起的疼痛。②镇痛。应用心理暗示、转移注意力或放松治疗法等非药物镇痛方法缓解疼痛，必要时遵医嘱给予镇痛剂。

3. 病情观察

定时观察患肢远端血运、皮肤颜色、温度、感觉和活动情况等，若发现患肢苍白、发冷、疼痛加剧、感觉麻木，及时通知医生。

4. 保持皮肤完整性

使用石膏固定或牵引的患者，避免因固定物压迫而损伤皮肤。肢体处皮肤出现感觉功能障碍时，应注意防止烫伤和冻伤。

5. 心理护理

关节脱位多由意外事故造成，患者常感到焦虑、恐惧。应在生活上给予患者帮助，加强沟通，使之心情舒畅从而接受现实并配合治疗。

（五）护理评价

护理评价主要包括：①疼痛得到有效控制。②关节功能得以恢复，满足日常活动需要。③皮肤完整，无压力性损伤或感染发生。④未发生血管、神经损伤，若发生能被及时发现和处理。

二、肩关节脱位

肩关节脱位在关节脱位中最常见，约占全身关节脱位的 1/2。肩胛盂关节面小而浅，关节囊和韧带松弛薄弱，有利于肩关节活动，但缺乏稳定性，容易脱位。

（一）病因与脱位机制

肩关节脱位按肱骨头的位置分为前脱位、后脱位、上脱位及下脱位 4 种，由于肩关节前下方组织薄弱，以前脱位最常见。前脱位又分为喙突下脱位、肩前方及关节盂下脱位、锁骨下脱位。

导致肩关节脱位最常见的暴力形式为间接暴力。摔倒时肘或手撑地，肩关节处于外展、外旋和后伸位，肱骨头滑出肩胛盂窝，位于喙突的下方，发生最常见的喙突下脱位。当肩关节极度外展、外旋和后伸，以肩峰作为支点通过上肢的杠杆作用发生盂下脱位。前脱位除了前关节囊损伤外，可有肩关节盂唇前下方在前下盂肱韧带复合体附着处，称为班卡特（Bankart）损伤；也可造成肩胛下肌方起止点处肌腱损伤，造成关节不稳定，成为脱位复发的潜在因素。肱骨头后上方压缩性骨折称为希尔－萨克斯（Hill–Sachs）损伤，肩关节脱位还常合并肱骨大结节撕脱骨折和肩袖损伤。

（二）临床表现

1. 一般表现

外伤性肩关节前脱位主要表现为肩关节疼痛、周围软组织肿胀、关节活动受限。健侧手常用以扶持患肢前臂，头倾向患肩，以减少活动及肌牵拉，减轻疼痛。

2. 局部特异性体征

局部特异性体征主要包括：①弹性固定。当上臂保持固定在轻度外展前屈位时，任何方向上的活动都导致疼痛。②杜加斯（Dugas）征阳性。患肢肘部贴近胸壁，患手不能触及对侧肩部，反之，患手放到对侧肩，患肘不能贴近胸壁。③畸形。从前方观察患者，患肩失去正常饱满圆钝的外形，呈"方肩"畸形，患肢较健侧长，是肱骨头脱出于喙突下所致。④关节窝空虚。除"方肩"畸形外，触诊肩峰下有空虚感，可在肩关节盂外触到脱位的肱骨头。

（三）诊断要点

依据外伤病史，如跌倒时手掌撑地，肩部出现外展外旋，或肩关节后方直接受到剧烈撞击，结合就诊时患者特有的体态和临床表现及X线检查结果可以确诊。

（四）影像学检查

影像学检查可以了解脱位的类型，还能明确是否合并骨折。必要时行磁共振成像（MRI）检查，可进一步了解关节囊、韧带及肩袖损伤情况。

（五）治疗要点

治疗要点包括急性期的复位、固定和恢复期的功能锻炼。

1. 复位

（1）手法复位：新鲜脱位应尽早进行复位，以便早期解除病痛。切忌暴力强行手法复位，以免损伤神经、血管、肌肉，甚至造成骨折。

（2）经典方法：①希波克拉底（Hippocrates）法，术者站于患者的患侧，给腋窝处垫棉垫，在沿患肢畸形方向缓慢持续牵引的同时以足蹬于患侧腋窝，逐渐增加牵引力量，轻柔旋转上臂，借用足作为支点，内收上臂，完成复位。②史汀生（Stimson）法，患者俯卧于床，患肢垂于床旁，用布带将2.3～4.5 kg重物悬系患肢手腕，自然牵拉10～15 min，肱骨头可在持续牵引中自动复位。该法安全、有效。

（3）切开复位：如手法正确仍不能完成复位者，可采用切开复位。切开复位指征为软组织阻挡，肩胛盂骨折移位，合并大结节骨折，肱骨头移位明显，影响复位和稳定者。

2. 固定

复位成功后，损伤的关节囊、韧带、肌腱、骨与软骨必须通过制动来修复。应使患肢内旋，肘关节屈曲 90° 于胸前，腋窝垫棉垫，以三角巾悬吊或将上肢以绷带固定于胸壁。关节囊破损明显或仍有肩关节半脱位者，将患侧手置于对侧肩上，上肢贴胸壁，腋窝垫棉垫，用绷带固定于胸壁前。40 岁以下患者宜制动 3～4 周；40 岁以上患者，制动时间可相应缩短，因为年长者复发性肩关节脱位发生率相对较低，而肩关节僵硬却常有发生。

3. 功能锻炼

肩关节的功能锻炼应于制动解除以后开始，而且应循序渐进，切忌操之过急。固定期间，活动腕部和手指。固定解除 3 周后指导患者锻炼患肢，方法为弯腰 90°，患肢自然下垂，以肩为顶点做圆锥环转，范围逐渐增大。固定解除 4 周后，指导患者做手指爬墙外展、举手摸头顶、借力臂上举等，使肩关节功能恢复。

（六）护理要点

1. 心理护理

给予患者生活上的照顾，及时解决困难；给予患者精神安慰，缓解紧张心理。

2. 病情观察

移位的骨端可压迫邻近的血管和神经，引起患肢缺血，感觉、运动功能障碍等。对有皮肤感觉功能障碍的肢体要防止烫伤。定时检查患肢末端的血液循环状况，若发现患肢苍白、发冷、大动脉搏动消失，提示有大动脉损伤的可能，应及时处理。动态观察患肢的感觉和运动功能，以了解患肢神经损伤的程度和恢复情况。

3. 复位

做好患者复位前的身体与心理准备。复位前给予适当的麻醉，以减轻疼痛，同时使用肌肉松弛剂，以利于复位。复位成功后对患肢进行被动活动。

4. 固定

向患者及家属讲解复位后固定的目的、方法、意义、注意事项，使之充分了解关节脱位后复位固定的重要性。固定期间，要保持固定有效，经常观察患者肢体位置是否正确。固定时间不宜过长，固定时间过长易发生关节僵硬；固定时间过短，损伤得不到充分修复，易发生再脱位。一般固定 3 周左右，若合并骨折、陈旧性脱位、习惯性脱位，应适当延长固定的时间。由于肩关节脱位患肢固定于胸壁，注意在腋窝下垫棉垫以保护腋窝胸壁皮肤。40 岁以上患者可适当缩短制动时间，避免肩关节僵硬的发生。

5. 缓解疼痛

早期正确复位固定可使患者疼痛缓解或消失。移动患者时，帮患者托扶固定患肢，动作轻柔，避免因活动患肢加重疼痛。指导患者和家属应用心理暗示、松弛疗法等以转移患者注意力，缓解疼痛。遵医嘱应用镇痛剂，促进患者舒适与提高睡眠质量。

6. 健康指导

向患者及家属讲解关节脱位的治疗和康复知识，讲述功能锻炼的重要性和必要性，指导并使患者自觉地按计划进行正确的功能锻炼，减少盲目性锻炼造成的二次损伤。

三、肘关节脱位

全身大关节中，肘关节脱位的发生率相对低，约占全身关节脱位的 1/5。脱位后如不及时复位，容易导致前臂缺血性痉挛。

（一）病因与脱位机制

肘关节脱位可有后脱位、桡侧侧方脱位、尺侧侧方脱位和前脱位，其中后脱位最常见，多为间接暴力所致。此处以后脱位为例进行详细阐述。

摔倒时前臂旋后、手掌撑地，由于肱骨滑车横轴线向外倾斜，使所传达的暴力达到肘部时转成肘外翻及前臂旋后过伸的应力，尺骨鹰嘴突在鹰嘴窝内发挥杠杆作用，导致尺桡骨近端同时被推向后外侧，产生后脱位。肘前关节囊及肱前肌撕裂，后关节囊及内侧副韧带损伤，可合并肱骨内上髁骨折、正中神经和尺神经损伤。晚期可发生骨化性肌炎。

（二）临床表现

1. 一般表现

患者伤后局部疼痛、肿胀、功能和活动受限。

2. 特异性体征

后脱位特异性体征主要包括：①畸形。肘后突，前臂短缩，肘后三角关系改变，鹰嘴突出内外髁，肘前皮下可触及肱骨下端。②弹性固定。肘关节处于半屈近于伸直位，屈伸活动有阻力。③关节窝空虚。肘后侧可触及鹰嘴的半月切迹。

3. 并发症

肘关节脱位后，由于局部肿胀可压迫周围神经、血管。

后脱位时可伤及正中神经、尺神经、肱动脉：①正中神经损伤。成"猿手"畸形，拇指、示指、中指感觉迟钝或消失，不能屈曲，拇指不能外展和对掌。②尺神经损伤。成"爪状手"畸形，表现为手部尺侧皮肤感觉消失，小鱼际肌及骨间肌萎缩，掌指关节过伸，拇指不能内收，其他四指不能外展及内收。③肱动脉受压。患肢血液循环障碍，表现为患肢苍白、发冷，大动脉搏动减弱或消失。

（三）影像学检查

X 线检查用以证实肘关节脱位及发现合并的骨折。

（四）诊断要点

有外伤史，以跌倒时手掌撑地最常见，根据临床表现和 X 线检查可明确诊断。

（五）治疗要点

1. 复位

一般均能通过闭合方法完成复位。助手沿畸形关节方向对前臂和上臂做牵引和反牵引，术者从肘后用双手握住肘关节，以指推压尺骨鹰嘴向前下，同时矫正侧方移位，助手在复位过程中配合维持牵引并逐渐屈肘，出现弹跳感则表示复位成功。

2. 固定

用长臂石膏或超关节夹板固定肘关节于功能位，再用三角巾悬吊于胸前，3 周后去除固定。

3. 功能锻炼

要求主动渐进地活动关节，避免超限和被动牵拉关节。固定期间，可主动伸掌、握拳、屈伸手指等，去除固定后练习肘关节屈伸旋转以利于功能的恢复。

（六）护理要点

1. 固定

注意观察固定是否正确有效，固定期间保持肘关节的功能位，不可随意放松。

2. 保持清洁、平整

肘关节周围皮肤要保持清洁，石膏夹板内衬物要保持平整。

3. 指导活动

指导患者活动患侧掌、指，按摩患肢，防止肌肉萎缩。

四、桡骨头半脱位

桡骨头半脱位以小儿多见，多发生在 5 岁以内，俗称"牵拉肘"。

（一）病因与脱位机制

患儿肘关节处于伸直位，前臂旋前时，突然受到牵拉致伤，桡骨头容易从环状韧带的撕裂处脱出，使环状韧带嵌于肱桡关节间隙内。一般环状韧带滑脱不到桡骨头周径的一半，所以屈肘和前臂旋后容易复位。5 岁以后，环状韧带增厚，附着力渐强，不易发生半脱位。

（二）临床表现

患儿被牵拉受伤后，因疼痛哭闹，不让触动患部，不肯使用患肢，特别是举起前臂。检查发现前臂多呈旋前位，半屈；桡骨头处可有压痛，但无肿胀和畸形；肘关节活动受限。

（三）辅助检查与诊断

X 线检查常不能发现桡骨头脱位。诊断主要依靠牵拉病史、症状和体征。

（四）治疗要点

1. 复位

闭合复位多能成功。方法是术者一手握住患儿的前臂和腕部，另一手握住肘关节，拇指压住桡骨头，使肘关节屈曲 90°，做前臂旋后的动作多能获得复位。

2. 固定

复位后无须特殊固定，用三角巾或布带悬吊患肢于功能位 1 周即可。

（五）护理要点

嘱患儿家属勿强力牵拉患儿手臂，复位后症状不能立即消除者，要密切观察一段时间来明确复位是否成功。

五、髋关节脱位

髋关节是身体最大的杵臼关节，结构稳固，周围有强大韧带和肌肉附着，只有高能暴力才能导致脱位，如车祸中高速暴力撞击。按股骨头的移位方向，髋关节脱位分为前脱位、后脱位和中心脱位，其中后脱位最常见，占髋关节脱位的 85% ～ 90%。此处以髋关节后脱位为例进行详细阐述。

（一）脱位机制与分型

1. 脱位机制

髋关节后脱位一般发生于交通事故，患者处于髋关节屈曲内收和屈膝体位，强力使大腿急剧内收、内旋时，迫使股骨颈前缘抵于髋臼前缘形成支点，因杠杆作用股骨头冲破后关节囊，滑向髋臼后方形成后脱位。如暴力自前方作用于屈曲的膝，沿股骨纵轴传达到髋，也可使股骨头向后方脱位。

2. 分型

临床上按有无合并骨折进行分型：① Ⅰ 型。单纯脱位或伴有髋臼后壁小骨折片，复位后无临床不稳定。② Ⅱ 型。闭合手法不可复位，股骨头脱位，合并髋臼后壁一大块骨折。③ Ⅲ 型。不稳定，股骨头脱位，合并髋臼后壁粉碎性骨折。④ Ⅳ 型。股骨头脱位合并髋臼后壁和顶部骨折，须重建，恢复髋关节稳定和外形。⑤ Ⅴ 型。股骨头脱位合并股骨头或股骨颈骨折。

（二）临床表现

脱位后出现髋部疼痛，髋关节活动受限。患肢呈屈曲、内收、内旋及短缩畸形，臀部可触及向后上突出移位的股骨头。可合并坐骨神经损伤，表现为大腿后侧、小腿后侧及外侧和足部全部感觉消失，膝关节屈曲，小腿和足部全部肌瘫痪，足部出现神经营养性改变。

（三）影像学检查

X 线正位、侧位和斜位影像可明确诊断。应注意是否合并骨折，特别是容易漏诊的股骨干骨折。电子计算机断层扫描（CT）检查可清楚显示髋臼后缘及关节内骨折情况。

（四）诊断要点

根据明显暴力外伤史，临床表现有疼痛、髋关节不能活动等即可确定诊断。

（五）治疗要点

对于Ⅰ型脱位可采取24 h内闭合复位治疗。对于Ⅱ～Ⅴ型脱位，多主张早期切开复位和对并发的骨折进行内固定。

1. 闭合复位治疗

注意应充分麻醉，使肌肉松弛。

阿利斯（Allis）法：患者仰卧于地面垫上，助手双手向下按压两侧髂前上棘以固定骨盆。术者一手握住患肢踝部，另一前臂置于小腿上端近腘窝处，使髋、膝关节屈曲90°，再向上用力提拉持续牵引。待肌松弛后，再缓慢内旋、外旋，当听到或感到弹响，表示股骨头滑入髋臼，然后伸直患肢。若局部畸形消失、关节活动恢复，表示复位成功。

史汀生法：患者俯卧于检查床上，患侧下肢悬空，髋及膝各屈曲90°。助手固定骨盆，术者一手握住患者的踝部，另一手置于小腿近侧，靠近腘窝部，沿股骨纵轴向下牵拉，即可复位。

2. 切开复位术

当有梨状肌阻挡、关节囊嵌闭或骨软骨碎片卷入关节时，手法复位多失败。合并髋臼骨折片较大，影响关节稳定时，应手术切开复位，同时将骨折复位处内固定。

3. 固定

复位后患肢做皮肤牵引3周。4周后可持腋杖下地活动，3个月后可负重活动。

4. 功能锻炼

固定期间进行股四头肌收缩训练，活动未固定的关节。3周后，活动髋关节。4周后，去除皮肤牵引，指导患者拄双拐下地活动。3个月内患肢不负重，以防股骨头缺血性坏死及受压变形。3个月后，经X线证实股骨头血供良好者，可尝试去拐步行。

（六）护理要点

1. 指导活动

髋关节脱位后常需皮肤牵引，牵引期间指导患者行股四头肌收缩训练，防止肌肉萎缩。

2. 预防压力性损伤

长期卧床者需注意做好皮肤护理，预防压力性损伤。

3. 饮食护理

注意合理膳食，保持排便规律，预防便秘。

第二节　脊柱骨折护理

一、疾病概述

（一）概念

脊柱骨折占全身各类骨折的 5% ～ 6%。脊柱骨折可以并发脊髓或马尾神经损伤，特别是颈椎骨折 – 脱位合并有脊髓损伤时能严重致残甚至丧失生命。

（二）相关病理生理

脊柱分为前、中、后三柱。中柱和后柱包裹了脊髓和马尾神经，该区的损伤可以累及神经系统，特别是中柱损伤，碎骨片和髓核组织可以突入椎管的前半部而损伤脊髓或马尾神经。胸腰段脊柱（T_{10} ～ L_2）处于胸腰椎两个生理弧度的交汇处，是应力集中之处，也是常见骨折之处。

脊柱骨折的主要原因是暴力，多数由间接暴力引起，少数因直接暴力所致。当从高处坠落时，头、肩、臀部或足部着地，地面对身体的阻挡使身体猛烈屈曲，所产生的垂直分力可导致椎体压缩性骨折，水平分力较大时则可同时导致脊椎脱位。直接暴力所致的脊椎骨折，多见于战伤、爆炸伤、直接撞伤等。

（三）分类

暴力的方向为 X、Y、Z 轴方向，在 X 轴上有屈、伸和侧方移动；在 Y 轴上有牵拉和旋转；在 Z 轴上则有侧屈和前后方向移动。因此，胸、腰椎骨折和颈椎骨折分别可以有 6 种类型损伤。

1. 胸、腰椎骨折的分类

胸、腰椎骨折的分类主要包括：①单纯性楔形压缩性骨折。属于脊柱前柱损伤，椎体呈楔形，脊柱仍保持稳定。②稳定性爆裂骨折。属于前柱、中柱损伤。通常是高处坠落时，脊柱保持正直，胸腰段脊柱的椎体因受力、挤压而破碎；后柱不损伤，脊柱稳定。但破碎的椎体与椎间盘可突出于椎管前方，损伤脊髓和神经。③不稳定性爆裂骨折。属于前、中、后柱同时损伤。由于脊柱不稳定，可出现创伤后脊柱后突和神经损伤症状。④安全带骨折（Chance 骨折）。椎体水平状撕裂性损伤。如从高空仰面落下，背部被物体阻挡，脊柱过伸，椎体横形裂开；脊柱不稳定。⑤脊柱骨折 – 脱位。又称为移动性损伤。脊柱沿横面移位，脱位程度重于骨折。此类损伤较严重，伴脊髓损伤，预后差。

2. 颈椎骨折的分类

颈椎骨折的分类主要包括：①屈曲型骨折。前柱因受压缩力而损伤，而后柱因牵拉的张力而损伤。临床上常见的有两种类型，第一种，压缩性骨折，有后柱韧带完全或不完全性破裂两种。后柱完全性破裂者可有棘突上韧带、棘间韧带、脊椎关节囊破裂和横韧带撕裂；后柱不完全性破裂者仅有棘上韧带和部分棘间韧带撕裂。第二种，骨折-脱位，因过度屈曲，中后柱韧带断裂，脱位椎体的下关节突超越至下位椎体的上关节突的前方。大多数患者伴有脊髓损伤。②垂直压缩损伤。多数发生在高空坠落或高台跳水者。临床上常见两种类型，第一种，寰前、后弓双侧骨折，也称为 Jefferson 骨折；第二种，爆裂型骨折，即颈椎椎体粉碎骨折，多见于第 C_5、C_6 椎体。破碎的骨折片可凸向椎管内，瘫痪发生率高达 80%。③过伸损伤。临床上常见两种类型，第一种，无骨折-脱位的过伸损伤，前纵韧带破裂，椎间盘水平状破裂，椎体向后脱位；第二种，枢椎椎弓根骨折，暴力来自颈部，使颈椎过度仰伸，枢椎椎弓根垂直状骨折。④齿状突骨折。机制不清，暴力可能来自水平方向，从前向后经颅骨至齿状突。

（四）临床表现

患者有严重的外伤史，如高空坠落，重物撞击腰背部，塌方事件，被泥土、矿石掩埋等导致的胸、腰椎骨折。胸、腰椎损伤后，主要症状为局部疼痛，站立及翻身困难。腹膜后血肿刺激腹腔神经节，合并肠蠕动减慢，常出现腹痛、腹胀甚至肠麻痹症状。

检查时要详细询问患者病史、受伤方式、受伤时姿势、伤后有无感觉及运动障碍。注意多发伤，多发伤患者往往合并有颅脑，胸、腹脏器的损伤。要先处理紧急情况，抢救生命。检查脊柱时暴露面应足够，必须用手指从上至下逐个按压棘突，如发现位于中线部位局部肿胀和明显的局部压痛，提示后柱已有损伤；胸、腰段脊柱骨折常可摸到后凸畸形。

（五）辅助检查

1. 影像学检查

影像学检查主要包括：①X 线检查。有助于明确脊椎骨折的部位、类型和移位情况。②CT 检查。用于检查椎体的骨折情况，椎管内有无出血及碎骨片。③MRI 检查。有助于观察及确定脊髓损伤的程度和范围。

2. 肌电图

测量肌肉的电传导情况，鉴别脊髓完整性的水平。

3. 血气分析

除常规检查外，血气分析检查可判断患者的呼吸状况。

（六）治疗原则

1. 抢救生命

脊柱损伤患者伴有颅脑、胸腹脏器损伤或并发休克时，首先应处理紧急问题，抢救生命。

2. 卧硬板床

胸、腰椎骨折，单纯压缩型骨折椎体压缩不超过 1/3 者，可仰卧于木板床，在骨折部加枕垫，使脊柱过伸。

3. 复位固定

较轻的颈椎骨折者用枕颌带做卧位牵引复位；明显压缩移位者做持续颅骨牵引复位。牵引重量为 3～5 kg，复位后用头颈胸支具固定 3 个月。胸、腰椎复位后用腰围支具固定，也可用两桌法或双踝悬吊法复位，复位后不稳定或关节交锁者，可手术治疗，做植骨和内固定。

4. 锻炼腰背肌

胸、腰椎单纯压缩骨折，椎体压缩不超过 1/3 者，在受伤后 1～2 d 开始进行锻炼，利用背伸肌的肌力及背伸姿势，使脊柱过伸，借椎体前方的前纵韧带和椎间盘纤维环的张力，使压缩的椎体自行复位，恢复原形状。严重的胸、腰椎骨折和骨折脱位，可通过腰背肌功能锻炼，使骨折获得一定程度的复位。

二、护理评估

（一）一般评估

1. 健康史

健康史主要包括：①一般情况。了解患者的年龄、职业特点、运动爱好、日常饮食结构、有无酗酒等。②受伤情况。了解患者受伤的原因、部位和时间，受伤时的体位、症状和体征，搬运方式，现场及急诊室急救情况，有无昏迷史和其他部位复合伤等。③既往史与服药史。④脊柱受伤史或手术史。

2. 生命体征与意识

评估患者的呼吸、血压、脉搏、体温及意识情况。包括呼吸形态、节律、频率、深浅是否正常，呼吸道是否通畅，患者能否有效咳嗽和排除分泌物；有无心动过缓和低血压；有无出汗，患者皮肤的颜色、温度是否正常；有无体温调节障碍。对伴有颅脑损伤的患者，可用格拉斯哥昏迷量表评估患者的意识情况。评估患者排尿和排便情况，如患者有无尿潴留或充盈性尿失禁，评估尿液颜色、量和比重是否正常，评估有无便秘或大便失禁。

3. 患者主诉

观察患者受伤的时间、原因和部位，受伤时的体位、症状和体征，搬运方式，现场及急诊室急救的情况，有无昏迷史和其他部位的合并伤。患者既往健康情况，有无脊柱受伤或手术史，近期有无因其他疾病而服用药物，药物应用剂量、时间和疗程。

4. 相关记录

疼痛评分、全身皮肤及其他外伤情况。

（二）身体评估

1. 视诊

观察患者受伤部位有无皮肤组织破损，局部肤色和温度，有无活动性出血及其他复合性损伤的迹象。

2. 触诊

评估患者感觉和运动情况，患者的痛觉、温度觉、触觉及位置觉的丧失程度。

3. 叩诊

评估患肢神经反射是否正常。

4. 动诊

检查患者脊柱各处的活动度是否健康正常，颈椎、腰椎活动度双侧有无差异、有无腹胀和麻痹性肠梗阻征象。

（三）心理－社会评估

评估患者有无恐惧、紧张心理；评估患者和亲属对疾病的心理承受能力和对相关康复知识的认知程度；评估患者的家庭及社会支持情况。

（四）辅助检查结果评估

评估患者的影像学检查和实验室检查结果有无异常，以帮助判断病情和预后。

（五）治疗效果的评估

1. 术前评估要点

术前评估要点主要包括：①术前实验室检查、影像学检查结果评估。如血常规及血生化、X线片、心电图等。②评估术前术区皮肤、饮食、肠道、用药准备情况等。③评估患者对手术的准备情况。评估患者对手术过程的了解程度，有无过度焦虑或者担忧，对预后的期望值等。

2. 术后评估要点

术后评估要点主要包括：①生命体征的评估。术后 24 h 内，密切观察生命体征的变化，进行床边心电监护，每 30 min 至 1 h 记录一次，观察有无因术中出血、麻醉等引起血压下降。②体位评估。术后正确的体位，以保持脊柱功能位及舒适为标准。③评估术后感觉、运动和各项功能恢复情况。④评估功能锻炼情况，如患者是否按计划进行功能锻炼及有无活动障碍引起的并发症。

三、常见护理问题

常见护理问题主要包括：①有皮肤完整性受损的危险，与活动障碍和长期卧床有关。②潜在并发症，脊髓损伤。③有失用综合征的危险。与脊柱骨折长期卧床有关。

四、护理措施

（一）病情观察与并发症预防

1. 脊髓损伤的观察和预防

观察患者肢体感觉、运动、反射和括约肌功能是否随着病情发展而变化，及时发现脊髓损伤征象，报告医生并协助处理。尽量减少搬动患者，搬运时保持患者的脊柱呈中立位，以免造成脊髓损伤或加重。对已发生脊髓损伤者做好相应护理。

2. 疼痛护理

及时评估患者疼痛程度，遵医嘱给予止痛药物。

3. 预防压力性损伤

（1）定时翻身：间歇性解除压迫是有效预防压力性损伤的关键，故在卧床期间应每2～3 h翻身一次。翻身时采用轴线翻身法，胸、腰骨折者双臂交叉放于胸前，两护士分别托扶患者肩背部和腰腿部翻至侧卧位；颈部骨折者还需1人托扶头部，使其与肩部同时翻动。患者自行翻身时，应先挺直腰背部再翻身，以利用绷紧的躯干肌肉形成天然内固定夹板。侧卧时，患者背后从肩到臀用枕头抵住以免腰胸部脊柱扭转，上腿屈髋屈膝而下腿伸直。两腿间垫枕以防髋内收。颈椎骨折患者不可随意低头、抬头或转动颈部，遵医嘱决定是否垫枕及枕头放置位置。避免在床上拖拽患者，以减少局部皮肤所受剪切力。

（2）选择合适的床铺：床单清洁干燥和舒适，有条件的可使用特制翻身床、明胶床垫、充气床垫、波纹气垫等。注意保护骨突出部位，使用垫枕将各肢体保持良肢位并使骨突部位悬空，定时对受压的骨突部位进行按摩。保持个人清洁卫生和床单清洁干燥。

（3）增加营养：保证足够的营养素摄入，提高机体抵抗力。

4. 牵引护理

牵引护理主要包括：①颅骨牵引时，巡视护士检查牵引器是否稳固，并拧紧螺母，防止牵引弓脱落。②牵引重锤保持悬空，不可随意增减或移去牵引重量，定期测量下肢的长度和力线，以免造成过度牵引和骨端旋转。③注意牵引针是否有移位，若有移位应消毒后调整。④保持对抗牵引力，颅骨牵引时，应抬高床头，若身体移位，应抵住床头，及时调整，以免失去反牵引作用。⑤告知患者和家属牵引期间牵引方向与肢体方向应呈直线，以达到有效牵引。

（二）饮食护理

给予患者高热量、高蛋白、高纤维素、高钙、富含维生素及果胶成分的饮食，如牛奶、鸡蛋、海米、鱼汤、骨头汤、蔬菜和水果等。

（三）用药护理

了解药物不良反应，对症处理用药时观察患者的不良反应。根据疼痛程度遵医嘱使用止痛药，并评估不良反应。

（四）心理护理

向患者和家属解释骨折的愈合是一个循序渐进的过程，充分固定能为骨折断端连接提供良好的条件。正确的功能锻炼可以促进断端生长愈合和患肢功能恢复。鼓励患者表达自己的情绪，减轻患者及其家属的心理负担。

（五）健康指导

1. 指导功能锻炼

脊柱损伤后长期卧床可导致失用综合征，故应根据骨折部位、程度和康复治疗计划，指导和鼓励患者进行早期活动和功能锻炼。单纯压缩型骨折患者卧床 3 d 后开始腰背部肌肉锻炼，臀部开始左右活动，然后按要求做背伸动作，使臀部离开床面，随着腰背肌力量的增加，臀部离开床面的高度也逐渐增高。2 个月后骨折处基本愈合，第 3 个月可以下地少量活动，但仍以卧床休息为主。3 个月后逐渐增加下地活动时间。除了腰背肌锻炼，还应定时进行全身各个关节的全范围被动或主动活动，每日数次，以促进血液循环，预防关节僵硬和肌萎缩。鼓励患者适当进行日常活动能力的训练，以满足其生活需要。

2. 复查

告知患者及家属局部疼痛明显加重，或不能活动时，应立即到医院复查并评估功能恢复情况。

3. 安全指导

指导患者及家属评估家庭环境的安全性，妥善放置可能影响患者活动的障碍物。

五、护理效果评估

护理效果评估主要包括：①患者是否主诉骨折部位疼痛减轻或消失，感觉舒适。②患者皮肤是否保持完整，是否避免压力性损伤的发生。③是否避免脊髓损伤等并发症的发生，一旦发生，是否及时发现和处理。④患者在指导下能否按计划进行有效的功能锻炼，能否避免失用综合征的发生。

第三节　四肢骨折护理

一、概述

四肢骨折包括上肢骨折、下肢骨折，常见的有锁骨骨折、肱骨干骨折、肱骨髁上骨折、尺桡骨干双骨折、桡骨远端骨折、股骨颈骨折、股骨干骨折等。

（一）护理评估

1. 术前评估

（1）健康史：①一般情况。患者的年龄、职业特点、运动爱好、日常饮食结构、有无酗酒等情况。②受伤情况。了解患者受伤的原因、部位和时间，受伤时的体位和环境，外力作用的方式、方向和性质，伤后患者功能障碍及伤情发展情况、急救处理经过等。③既往史。重点了解与骨折愈合有关的因素，如患者有无骨质疏松、骨折、骨肿瘤病史或手术史。④服药史。患者近期有无服用激素类药物。⑤药物过敏史。

（2）身体状况：①全身。评估患者有无威胁生命的严重并发症；观察患者意识和生命体征，有无低血容量性休克的症状。②局部。评估患者骨折部位活动及关节活动范围，有无骨折局部特有特征和一般表现；皮肤是否完整，开放性损伤的范围、程度和污染情况；有无其他并发症。

（3）心理－社会因素：患者的心理状态取决于损伤的范围和程度。多发性损伤患者多需住院和手术治疗，由此形成的压力影响患者和家庭成员的心理状态和相互关系。故应评估患者和家属的心理状态、家庭经济情况及患者的社会支持系统。

（4）辅助检查结果：评估患者的影像学检查和实验室检查结果，以帮助判断病情和预后。

2. 术后评估

术后评估主要包括：①固定情况。评估切开复位固定术是否维持有效状态。②并发症。评估术后患者是否出现并发症。③康复程度。评估患者是否按照计划进行功能锻炼，评估功能恢复情况及有无活动功能障碍引起的并发症。④心理状态和认知程度。评估患者是否配合康复训练和早期活动，对出院后的继续治疗是否了解。

（二）常见护理问题

常见护理问题主要包括：①有周围神经、血管功能障碍的危险。与骨和软组织创伤、石膏固定不当有关。②疼痛。与骨折、软组织损伤、肌痉挛和水肿有关。③有感染的危险。与组织损伤、开放性骨折、牵引或应用外固定架有关。④潜在并发症。休克、肌萎缩、关节僵硬、骨筋膜室综合征、深静脉血栓形成等。

（三）护理目标

护理目标主要包括：①维持正常的组织灌注，皮肤温度和颜色保持正常，末梢动脉搏动有力。②患者疼痛逐渐减轻直至消失，感觉舒适。③患者未发生骨或软组织感染等并发症。④患者能独立行走或能借助助行器行走，能自我护理并掌握功能锻炼和康复知识。

（四）护理措施

1. 现场急救

（1）抢救生命：骨折患者，尤其是严重骨折者，往往合并其他组织和器官的损伤。应检查患者全身情况，首先处理休克、昏迷、呼吸困难、窒息或大出血等威胁患者生命的紧急情况。

（2）包扎止血：绝大多数伤口出血可用加压包扎止血。大出血时可用止血带止血，最好使用充气止血带，并记录所用压力和时间。止血带应每 40 ～ 60 min 放松 1 次，放松时间以局部血流恢复、组织略有新鲜渗血为宜。若骨折端已出现伤口并已污染，又未压迫重要血管或神经，则不应在现场复位，以免将污染物带到伤口深处。若在包扎时骨折端自行滑入伤口内，应做好记录，以便入院后在清创时进行进一步处理。

（3）妥善固定：凡疑有骨折者均应按骨折处理。对闭合性骨折者在急救时不必脱去患肢的衣裤和鞋袜，肿胀严重者可用剪刀剪开衣袖和裤脚。骨折有明显畸形，并有穿破软组织或损伤附近重要血管、神经的危险时，可适当牵引患肢，使之变直后再行固定。

（4）迅速转运：患者经初步处理后，应尽快转运至就近医院进行治疗。

2. 一般护理

（1）疼痛护理：根据疼痛原因进行对症处理。若是因创伤骨折引起的疼痛，现场急救中给予临时固定可缓解疼痛。若是因伤口感染引起的疼痛，应及时清创并应用抗生素进行治疗。疼痛较轻时可鼓励患者听音乐或看电视转移注意力。疼痛严重时遵医嘱给予止痛药。

（2）患肢缺血护理：骨折局部内出血，包扎过紧，不正确使用止血带或患肢严重肿胀等原因均可导致患肢血液循环障碍。应严密观察肢端有无剧痛、麻木、皮温降低、皮肤苍白或青紫、脉搏减弱或消失等血液灌注不足的表现。一旦出现应对因、对症处理。

（3）并发症的观察和预防：观察患者意识和生命体征、患肢远端感觉、运动和末梢血液循环等情况，若发现骨折早期和晚期并发症，应及时报告医生，采取相应处理措施。

（4）心理护理：向患者及家属解释骨折的愈合是一个循序渐进的过程，充分固定能为骨折断端连接提供良好的条件，正确的功能锻炼可以促进断端生长愈合和患肢功能恢复。对骨折可能遗留残疾的患者，应鼓励患者表达自己的思想，减轻患者及家属的心理负担。

（5）生活护理：指导患者在患肢固定期间进行力所能及的活动，为其提供必要的帮助，如协助进食、进水和翻身等。

（6）加强营养：指导患者进食高蛋白、高维生素、高热量的食物，多饮水。

（五）健康指导

1. 安全指导

指导患者及家属评估家庭环境的安全，妥善放置可能影响患者活动的障碍物，如散放的家具。指导患者安全使用步行辅助器械或轮椅。患者在进行行走练习时需有人陪伴，以防跌倒。

2. 功能锻炼

告知患者出院后坚持功能锻炼的意义和方法，指导家属如何协助患者完成各种活动。

3. 复查

告知患者若骨折远端肢体肿胀或疼痛明显加重，肢体感觉麻木，肢端发凉，夹板、石膏或外固定器松动等，应立即到医院复查并评估功能恢复情况。

（六）护理评价

护理评价主要包括：①主诉骨折部位疼痛是否减轻或消失，感觉是否舒适。②肢端能否维持正常的组织灌注，皮肤温度和颜色是否正常，末梢动脉搏动是否有力。③出现并发症时是否被及时发现和处理。

二、锁骨骨折

锁骨是上肢与躯干的连接和支撑装置，呈倒 S 形。远端 1/3 是锁骨的力学薄弱部，骨折时容易受损。锁骨后方有锁骨下血管、臂丛神经，骨折时易损伤。

（一）病因与发病机制

锁骨骨折多数病例由间接暴力引起。多见于侧方摔倒时，肩、手或肘部着地，力传导至锁骨，导致锁骨发生斜形或横形骨折。直接暴力可由胸上方撞击锁骨，导致粉碎性骨折，较少见。骨折后若移位明显，可引起臂丛神经及锁骨下血管的损伤。

（二）临床表现

锁骨骨折后，出现肿胀、淤斑和局部压痛。患者为减少肩部活动导致的疼痛，常用健手托住肘部，头部偏向患侧，以减轻胸锁乳突肌牵拉骨折近端而导致的疼痛。查体时，常有局限性压痛和骨摩擦感。

（三）影像学检查

上胸部的正位和 45° 斜位 X 线检查可发现骨折移位情况。CT 扫描可查锁骨外端关节面。

（四）诊断要点

根据物理学检查和临床症状，可对锁骨骨折做出诊断。在面对无移位骨折或儿童的青枝骨折时，单靠物理检查有时难以做出正确诊断，须经 X 线或 CT 进行进一步检查。

（五）治疗要点

1. 非手术治疗

儿童的青枝骨折及成人的无移位骨折可不做特殊治疗，采用三角巾悬吊患肢

3 ～ 6 周即可。成人有移位的中段骨折，采用手法复位后应用横形"8"字绷带固定 6 ～ 8 周。

2. 手术治疗

当骨折移位明显，有骨片刺入深部组织，手法复位可能造成严重后果，或手法复位失败、对肩部活动要求高者，多采取手术治疗。切开复位时，根据骨折部位、类型及移位情况选择钢板、螺钉或克氏针进行固定。

（六）护理要点

1. 保持有效的护理

应用横形"8"字绷带或锁骨带固定者，宜睡硬板床，采取平卧或半卧位，使两肩外展后伸。同时要观察皮肤的颜色，如皮肤苍白发紫、温度降低、感觉麻木，提示绷带固定较紧。此时应尽量使双肩后伸外展，并双手叉腰，症状一般能缓解，若不缓解，应调整绷带。

2. 健康指导

（1）功能锻炼：骨折复位 3 d 后可开始做掌指关节、腕肘关节的旋转舒缩等主动活动。受伤 4 周后，外固定被解除，此期功能锻炼的常用方法有关节牵伸活动、肩的内外摆动，手握小杠铃做肩部的前上举、侧后举和体后上举。

（2）出院指导：告知患者有效固定的重要意义，横形"8"字绷带或锁骨带固定后，应经常做挺胸、提肩、双手叉腰动作，以缓解腋下神经、血管的压迫。向患者强调坚持功能锻炼的重要性，循序渐进地进行肩关节的锻炼。告知患者定期复查、监测骨折愈合情况。

三、肱骨干骨折

肱骨外科颈下 1 ～ 2 cm 至肱骨髁上 2 cm 的骨折称为肱骨干骨折。常见于青年和中年人。

（一）病因与发病机制

肱骨干骨折可由直接暴力或间接暴力所致。直接暴力指暴力从外侧肱骨干中段击打，致横形或粉碎性骨折，多为开放骨折。间接暴力多见于手或肘部着地产生向上传导的力，加上身体倾倒时产生的剪式应力，可致肱骨中下 1/3 发生斜形或螺旋形骨折。骨折是否移位取决于外力作用的大小、方向，骨折的部位和肌肉牵拉方向等。

（二）临床表现

骨折后，患者出现上臂疼痛、肿胀、畸形、皮下淤斑和功能障碍。肱骨干可有假关节活动、骨摩擦感、骨传导音减弱或消失和患肢缩短。合并桡神经损伤时，可出现垂腕、拇指不能外展、掌指关节不能背伸、前臂不能旋后、手背桡侧皮肤感觉障碍等。

（三）影像学检查

X线正、侧位片可确定骨折类型、移位方向。X线摄片范围应包括骨折的近端、肩关节或肘关节。

（四）诊断要点

根据伤后患者的症状和体征及X线正、侧位片可明确骨折的类型和移位方向。

（五）治疗要点

1.手法复位外固定

在局部麻醉或臂丛神经阻滞麻醉的基础上，沿肱骨干纵轴持续牵引，按骨折移位的相反方向行手法复位，X线片确认复位成功后，减少牵引力，用小夹板或石膏固定维持复位。成人固定6～8周，儿童固定4～6周。

2.切开复位内固定

手术可以在臂丛神经阻滞麻醉或高位硬膜外麻醉下进行。达到解剖对位后，用加压钢板螺钉内固定，也可用带锁髓内针或弧形髓内针（Ender针）固定。

3.康复治疗

复位后均应早期进行功能锻炼。术后抬高患肢，进行手指主动屈伸活动。2～3周即可做腕、肘、肩关节的主动活动。

（六）护理要点

1.固定患者的护理

可平卧，要保持小夹板或石膏固定不移位，悬垂石膏固定患者取坐位或半卧位，以保证下垂牵引作用，密切观察患肢血运情况。内固定术后宜取半卧位，患肢下垫枕，减轻肿胀。伴有桡神经损伤者，注意观察神经恢复情况。术后观察伤口渗血情况。

2.功能锻炼

骨折1周内，做患侧上臂肌肉的主动舒缩活动，握拳、伸屈腕关节、小幅度地耸肩运动。伴桡神经损伤者，可被动进行手指的屈曲活动。过了2～3周可做肩关节内收外展活动。4周后可做肩部外展、外旋、内旋、后伸、手爬墙等运动以恢复患肢功能。

3.健康指导

向患者解释，肱骨干骨折复位后可遗留20°以内向前成角，30°以内向外成角，但不影响功能，嘱其分别在术后第1、第3、第6个月复查X线。伴桡神经损伤者有伸指、伸腕功能障碍，要鼓励患者坚持功能锻炼。应定期复查肌电图。

四、肱骨髁上骨折

肱骨髁上骨折指在肱骨干与肱骨髁交界处发生的骨折，多发生于10岁以下儿童。该类骨折易损伤神经和血管，导致前臂缺血性肌挛缩，引起爪形手畸形。

（一）病因与发病机制

1. 伸直型骨折

肘关节处于过伸位跌倒时，手掌着地，暴力经前臂向上传递，身体前倾，向下产生剪式应力，加上尺骨鹰嘴向前的杠杆力，使肱骨干与肱骨髁交界处发生骨折。骨折远端向后上移位，近折端向前下移位。尺神经、桡神经可因肱骨髁上骨折的侧方移位受伤。

2. 屈曲型骨折

此型较少见，由间接暴力引起。跌倒时，肘关节屈曲，肘后方着地，暴力向上传导至肱骨下端，导致髁上屈曲型骨折。此型较少合并血管和神经损伤。

（二）临床表现

肘部明显疼痛、肿胀，出现皮下淤斑和功能障碍，伸直型骨折肘部向后突出，近折端向前移，并处于半屈位。局部明显压痛，有骨摩擦音及假关节活动，与肘关节脱位相比较，肘后三角关系相对正常。如果合并有正中神经、尺神经、桡神经、肱动脉损伤，则出现前臂和手相应的神经支配区的感觉减弱或消失及相应的功能障碍。如复位不当可致肘内翻畸形。

（三）实验室及其他检查

肘部 X 线正、侧位片可以明确骨折部位、类型、移位方向，为选择治疗方法提供依据。

（四）诊断要点

根据 X 线片和受伤病史可以明确诊断。

（五）治疗要点

1. 手法复位外固定

若受伤时间短，血液循环良好，局部肿胀不明显者，可行手法复位后外固定。给予局部麻醉或臂丛神经阻滞麻醉，在持续牵引下，行手法复位，使患肢固定在肘关节屈曲 60°～90° 位，给予后侧石膏托固定 4～5 周。X 线片证实骨折愈合良好，即可拆除石膏。

2. 持续牵引

对于手法复位不成功、受伤时间较长、肢体肿胀明显者，可行尺骨鹰嘴牵引，牵引重量为 1～2 kg，牵引时间控制在 4～6 周。

3. 手术复位

对于骨折移位严重，手法复位失败，有神经、血管损伤者，采取手术复位。复位方法有经皮穿针内固定、切开复位内固定。

（六）护理要点

1. 保持有效的固定

观察固定的屈曲角度，离床活动时要用三角巾悬吊患肢于胸前。发现固定体位改变时，要及时给予纠正。

2. 严密观察

重点观察患肢的血液循环、感觉、掌指关节活动情况，以利于及时发现外伤后肱动脉、正中神经、尺桡神经的损伤。

3. 协助患者进行康复锻炼

复位固定后当天可做握拳、屈伸手指练习，1周后可做肩部主动活动，并逐渐加大运动幅度。3周后去除外固定，可做腕、肘、肩部的屈伸练习。伸直型骨折注意恢复屈曲活动，屈曲型骨折注意恢复增加伸展活动。

五、尺桡骨干双骨折

尺桡骨干双骨折可由直接暴力、间接暴力、扭转暴力引起，青少年多见，占各类骨折的6%。

（一）病因与发病机制

1. 直接暴力

重物打击、机器或车轮的直接碾压导致同一平面的横形或粉碎性骨折。

2. 间接暴力

跌倒时手掌着地，暴力通过腕关节向上传导，暴力首先作用于桡骨，使桡骨骨折。若暴力较强，则通过骨间膜向内下方传导，可引起低位尺骨斜形骨折。

3. 扭转暴力

跌倒时前臂旋转、手掌着地，或手遭受机器扭转暴力，导致不同平面的尺桡骨螺旋形骨折或斜形骨折。可并发软组织撕裂，神经、血管损伤，或合并他处骨折。

（二）临床表现

伤侧前臂出现疼痛、肿胀、成角畸形及功能障碍，主要是不能进行旋转活动。局部明显压痛，严重者出现剧痛、患肢肿胀、手指屈曲，可扪及骨折端、骨摩擦感及假关节活动。听诊骨传导音减弱或消失。严重者可发生骨筋膜室综合征。

（三）实验室及其他检查

正位及侧位X线片可见骨折的部位、类型及移位方向，以及是否合并有桡骨头脱位或尺骨小头脱位。

（四）诊断要点

可依据临床检查及X线正、侧位片确诊。

（五）治疗要点

1. 手法复位外固定

可在局部麻醉或臂丛神经阻滞麻醉下进行手法复位，重点是矫正旋转移位，恢复骨膜紧张度，让紧张的骨间膜牵动骨折端复位。复位成功后，用小夹板或石膏托板固定。

2. 切开复位内固定

不稳定骨折或手法复位失败者倾向于切开复位，用螺钉钢板或髓内针进行内固定术治疗。

（六）护理要点

1. 保持有效的固定

注意观察石膏或夹板是否有松动和移位。

2. 维持患肢良好的血液循环

术后抬高患肢，观察患肢皮肤的颜色、温度、有无肿胀及桡动脉搏动情况。如出现剧痛，手部皮肤苍白、发凉、麻木，被动伸指疼痛，桡动脉搏动减弱或消失等表现时，提示有骨筋膜室综合征的发生，如有缺血表现，立即通知医生处理。

3. 协助患者进行康复锻炼

术后 2 周开始练习手指屈伸活动和腕关节活动。4 周后开始练习肘、肩关节活动。8 周后经 X 线片证实骨折愈合后，可拆除外固定进行前臂旋转活动。

六、桡骨远端骨折

桡骨远端骨折指距桡骨远端关节面 3 cm 内的骨折，占全身骨折的 6.7% ～11.0%，多见于有骨质疏松的中老年人。

（一）病因与发病机制

桡骨远端骨折多由间接暴力引起，通常跌倒时腕关节处于背伸位，手掌着地，前臂旋前，应力由手掌传导到桡骨下端发生骨折。骨折远端向背侧及桡侧移位。

（二）临床表现

骨折部疼痛、肿胀，可出现典型畸形，由于骨折远端向背侧移位，侧面看呈"银叉"畸形；骨折远端向桡侧移位，并有缩短桡骨茎突上移畸形，正面看呈"枪刺刀样"畸形；局部压痛明显，腕关节活动障碍，皮下出现淤斑。

（三）影像学检查

X 线片可见骨折端移位表现有：骨折端向背侧移位，远端向桡侧移位，骨折端向掌侧成角。可同时有下尺桡关节脱位及尺骨茎突撕脱骨折。

（四）诊断要点

根据 X 线检查结果和受伤史可明确诊断。

（五）治疗要点

1. 手法复位外固定

局部麻醉下行手法复位后，用超过腕关节的小夹板固定或石膏夹板在屈腕尺偏位固定 2 周，消肿后，腕关节中立位继续用小夹板或改用前臂管形石膏固定。

2. 切开复位内固定

严重粉碎性骨折有明显移位者，桡骨下端关节面破坏；手法复位失败，或复位后不能维持固定者，应切开复位，用松质骨螺钉或钢针固定。

（六）护理要点

1. 保持有效的固定

骨折复位固定后不可随意移动位置，避免腕关节旋后。肿胀消除后要及时调整石膏或夹板的松紧度。

2. 密切观察患肢血液循环情况

密切观察患肢血液循环情况，如腕部有无肿胀、疼痛、颜色异常、皮温降低等。

3. 协助患者进行康复锻炼

复位当天或手术后次日可做肩部的前后摆动练习，3 d 后可做肩肘部的主动活动。3 周后可进行手和腕部的抗阻力练习。后期做腕部的主动屈伸练习和前臂的旋前、旋后练习。

七、股骨颈骨折

股骨颈骨折指由股骨头下到股骨颈基底的骨折，多见于中老年人，女性多于男性。由于局部血供特点，骨折治疗中易发生骨折不愈合，并且常出现股骨头坏死，老年人易发生严重的全身并发症。

（一）病因与发病机制

股骨颈骨折多在站立或行走跌倒时发生，属间接暴力、低能损伤，老年人多有骨质疏松，轻微扭转暴力即可造成骨折。青壮年在受到高能暴力时可发生股骨颈骨折。

（二）分类

1. 按骨折线部位分类

骨折线部位分为股骨头下部骨折、股骨颈中部骨折、股骨颈基底部骨折。

2. 按骨折线方向分类

按骨折线方向分为外展型骨折、内收型骨折。

3. 按骨折移位程度分类

按骨折移位程度分为不完全骨折和完全骨折。不完全骨折是指骨的完整性有部分中断，股骨颈部分出现裂纹。完全骨折是指骨折线贯穿股骨颈，骨结构完全破坏，包括无移位的完全骨折、部分移位的完全骨折、完全移位的完全骨折，最后一型的关节囊和滑膜破坏严重。

（三）临床表现

患侧髋部疼痛，内收型骨折患者疼痛更明显，不能站立。外展型骨折患肢呈典型的外展、外旋、缩短畸形，大转子明显突出。嵌插骨折患者，有时仍能行走或骑自行车，易漏诊。

（四）影像学检查

1.X 线检查

髋部 X 线正、侧位片显示骨折的部位、类型和方向。

2.CT 或 MRI 检查

骨折线不清楚或隐匿时进行 CT 或 MRI 检查，卧床休息 2 周后再行 X 线检查。

（五）诊断要点

外伤史不明显，仅有局部微痛或不适，而且髋关节可屈伸，甚至可以步行，X线检查不易发现骨折线，应进一步进行 CT 或 MRI 检查，以明确诊断。

（六）治疗要点

1. 非手术治疗

非手术治疗适用于年老体弱或外展、嵌插稳定型骨折，包括：①持续皮牵引、骨牵引或石膏固定患肢于轻度外展位，牵引治疗后卧硬板床 6 ~ 8 周。②手法复位。

2. 手术治疗

对于内收型骨折和有移位的骨折的患者，在给予皮牵引或骨牵引复位后，再经皮进行多枚骨圆针或加压螺纹钉内固定术。有移位的内收型骨折，手法、牵引难以复位的，应采取切开复位内固定治疗。青少年股骨颈骨折应尽量达到解剖复位，可采用切开复位内固定术进行治疗。

3. 人工股骨头或全髋关节置换术

人工股骨头或全髋关节置换术适用于 60 岁以上的老年人，或全身情况较好、有明显移位或股骨头旋转、陈旧性骨折、股骨头缺血性坏死者。

（七）护理要点

1. 维持正确的体位

正确的体位是治疗股骨颈骨折的重要措施，应向患者和家属解释清楚，取得配合。平卧硬板床，保持患肢外展30° 中立位，并用牵引维持，防止髋关节外旋、内收。尽量避免搬动髋部。

2. 保持切实有效的牵引

患肢做皮牵引或骨牵引时，应保持患肢和牵引力在同一轴线上。不能随意加减重量。牵引时间一般为 8 ~ 12 周。

3. 密切观察病情变化

股骨头骨折患者多为老年人，要密切观察病情变化。

4. 预防并发症

股骨头骨折患者行非手术治疗时需长期卧床，易发生坠积性肺炎、泌尿系统感染、压力性损伤等。因此要鼓励患者做深呼吸、进行有效咳嗽，嘱患者多喝水，在骨隆突处垫软垫。

5. 协助患者进行功能锻炼

非手术者早期可在床上做股四头肌的静力收缩，去掉牵引后，可做直腿抬高运动。3 个月后可依靠拐杖行走，6 个月后可不依靠拐杖行走。对于术后内固定者，2 d后可扶患者在床上坐起，4 周后可扶拐行走，3 个月后可稍负重行走，6 个月后可负重行走。

八、股骨干骨折

股骨干骨折是指股骨小转子至股骨髁上这一段骨干的骨折。

（一）病因与发病机制

由强大的直接暴力或间接暴力所致，多见于 30 岁以下的男性。直接暴力可引起横形或粉碎性骨折；间接暴力多为坠落伤或机器扭转伤，可引起斜形骨折或螺旋形骨折。

（二）临床表现

股骨干骨折出血多，当为高能量损伤时，出现软组织破坏，出血和液体外渗，肢体明显肿胀。患侧肢体短缩、成角、旋转，并伴有功能障碍，可有骨擦感。如果损伤腘窝血管和神经，可出现远端肢体的血液循环、感觉、运动功能障碍。常见的并发症有低血容量性休克、脂肪栓塞综合征、深静脉血栓、创伤性关节炎等。

（三）实验室及其他检查

骨折早期进行血气监测，可监测脂肪栓塞综合征的发生。X 线正、侧位摄片范围应包括其近端的髋关节和远端的膝关节。

（四）诊断要点

根据受伤史及受伤后患肢缩短、外旋畸形的特征及 X 线正、侧位片可明确骨折的部位和类型。

（五）治疗要点

1. 儿童股骨干骨折的治疗

3 岁以下儿童股骨干骨折常用布赖恩特（Bryant）架行双下肢垂直悬吊牵引。牵引重量以能把臀部稍悬空为宜。牵引时间为 3～4 周。由于儿童骨骼愈合塑形能力强，骨折断端即使重叠 1～2 cm，轻度向前、外成角，也是可以自行纠正的，但不能有旋转畸形。

2. 成人股骨干骨折的治疗

一般采用骨牵引，持续股骨髁上或胫骨结节骨牵引，直到骨折临床愈合，一般需 8 ～ 10 周。牵引过程中要复查 X 线，了解复位情况。非手术治疗失败者或合并有神经、血管损伤者或伴有多发性损伤不宜卧床过久的老年人可采用切开复位内固定术治疗，用钢板、螺钉、带锁髓内针固定。

（六）护理要点

1. 牵引的护理

小儿垂直悬吊牵引时，应经常观察患儿足部皮肤颜色，触摸足部温度及足背动脉的搏动情况，以防血液循环障碍及皮肤破损。为有效产生反牵引力，应注意牵引时臀部要离开床面，两腿牵引重量要相等。成人牵引时要抬高床尾，保持牵引力方向与股骨干纵轴成直线。定期测量下肢长度以保持有效牵引。骨牵引针处每日消毒，严禁去除血痂。注意检查足背伸肌功能。腓骨头处加垫软垫，以防止腓总神经受损伤。防止发生压力性损伤。

2. 功能锻炼

（1）小儿骨折：炎性期卧床进行股四头肌的静力收缩。骨痂形成期，患儿从不负重行走过渡到负重行走。骨痂成熟期，由部分负重行走过渡到完全负重行走。

（2）成人骨折：除疼痛减轻后进行股四头肌等长收缩外，还要进行踝关节、足关节等小关节的活动。去除外固定后，可进行行走训练，适应下床行走后，逐渐进行负重行走。

第四章　儿科疾病护理

第一节　新生儿破伤风护理

新生儿破伤风是指破伤风梭菌侵入脐部，并产生痉挛毒素而引起以牙关紧闭和全身肌肉强直性痉挛为特征的急性感染性疾病。随着我国城乡新法接生技术的应用和推广，本病发病率已明显降低。

一、护理评估

（一）病因和发病机制

破伤风梭菌为革兰阳性厌氧菌，芽孢抵抗力强，普通消毒剂对其无效。破伤风梭菌广泛存在于土壤、尘埃和粪便中，当用被该菌污染的器械断脐或包扎时，破伤风梭菌即可进入脐部，而包扎引起的缺氧环境有利于破伤风梭菌的繁殖。其产生的痉挛毒素沿神经干、淋巴液等传至脊髓和脑干，与中枢神经组织中的神经节苷脂结合，使后者不能释放抑制性神经介质（甘氨酸、氨基丁酸），引起全身肌肉强烈持续收缩。此毒素也可兴奋交感神经，引起心动过速、血压升高、多汗等。

（二）临床表现

患儿出生时有脐带消毒不严史，表现为脐带晚脱或脓汁流出。潜伏期多为4～7 d。潜伏期越短，病死率愈高。患儿早期症状为哭闹不安、张口及吸吮困难，随后牙关紧闭，出现苦笑貌，伴四肢抽搐，呈强直性痉挛，甚至角弓反张。任何轻微刺激均可引起痉挛发作。呼吸肌和喉肌痉挛可引起窒息。患儿神志清，早期不发热。痉挛期可因全身肌肉强烈痉挛而致体温升高。可因继发感染而死亡，如并发肺炎，肺部听诊可闻及湿啰音。脐部常有感染，脐轮红，有分泌物。

（三）实验室及其他检查

脐部脓汁涂片可见细菌及中性粒细胞。脓汁培养阳性率较高。早期尚无典型症状时，可用压舌板检查咽部，用力下压，若牙关咬得很紧，压舌板不易拔出，则有助于早期诊断。

二、治疗要点

（一）治疗原则

保证营养，控制痉挛，预防感染。

（二）治疗方法

1. 保证营养，减少刺激

痉挛期应暂时禁食，以免误吸，以静脉输液供给营养；痉挛减轻后，用胃管喂养，给予充足的营养和热量。减少刺激，治疗要集中，操作要轻、快，病室需安静、避光。

2. 控制痉挛

（1）地西泮：每次 0.3～0.5 mg/kg，静脉缓慢注射，5 min 内即达有效浓度，但半衰期短，仅半小时，不适用作维持治疗。镇痉后，插鼻胃管并保留胃管，轻度患儿每日给予地西泮 2.5～5 mg/kg，重度患儿每日给予地西泮 5～10 mg/kg，分 6 次经胃管或肛管给药，使病儿处于深睡状态，维持 4～7 d，后逐渐减量，直至能张口吃奶，痉挛解除方可停药。地西泮因不易吸收，一般不用于肌内注射。

（2）苯巴比妥钠：止痉效果好，维持时间长，副作用小。首次负荷量 15～20 mg/kg，静脉注射，维持量为每日 5 mg/kg，分 2 次静注，需做血液浓度监测，以免中毒。

（3）水合氯醛：止痉作用快，效果佳，而且安全，10% 水合氯醛每次 0.5 mL/kg，通过灌肠或胃管注入。

（4）副醛：止痉作用快而安全，多为临时使用一次，每次 0.1～0.2 mL/kg，稀释成 5% 溶液静注，也可用 0.2～0.3 mL/kg 肌内注射或灌肠。本药由肺排出，有呼吸道感染者不可使用。

（5）维生素 B_6：每日 100 mg 可增加脑内 γ- 氨基丁酸的含量，达到解痉效果。

上述药物的常用方法是，地西泮与复方氯丙嗪，或地西泮与苯巴比妥钠交替使用，每 4～6 h 用 1 次。药物剂量以安静或小刺激时不产生痉挛为宜，长期大剂量用药的婴儿可能从痉挛状态转为松弛苍白状态，应予注意。

3. 中和毒素

（1）破伤风抗毒素（TAT）：1 万～2 万 U 用生理盐水稀释后缓慢静脉滴注，3 000 U 脐周注射。TAT 对游离于血液或淋巴液中留存的毒素起中和作用，但对已与神经组织结合的毒素无效。

（2）人体破伤风免疫球蛋白：疗效较 TAT 更佳，可用 500 U 肌内注射。

4. 预防感染

目的在于阻止脐部的需氧杂菌滋生和破伤风梭菌繁殖，还能防治肺炎、败血症等细菌感染并发症。常用青霉素剂量为每日 10 万～20 万 /kg，每日 2 次。甲硝唑能杀灭体内的破伤风梭菌，消除破伤风外毒素的来源，每日剂量为 50 mg/kg，分为 3～4 次口服，重者可用 7.5 mg/kg 静脉滴注每 12 小时 / 次。有并发症时应加用广谱抗生素，并延长青霉素的用药时间。

5. 气管切开

用于病情严重者，如潜伏期在出生后 4 d 内、反复抽搐、喉肌痉挛、窒息且咳嗽及吞咽反射消失，或分泌物阻塞支气管者，应尽早做气管切开术，但必须控制痉挛后才可施行手术。

6. 清洗脐部

用 3% 过氧化氢或 1 : 4 000 高锰酸钾溶液清洗脐部，再涂以 2.5% 碘酊，再用 75% 乙醇脱碘，每日 1 次，直到创面愈合。

7. 其他

缺氧时吸氧。有呼吸衰竭表现时用东莨菪碱，每次 0.03 ～ 0.05 mg/kg，间隔 10 ～ 30 min 重复使用，病情好转后延长使用时间。必要时气管插管使用人工呼吸器。有脑水肿时应用呋塞米或甘露醇等脱水剂。水肿、少尿者应限制入液量。

三、常见护理问题

常见护理问题主要包括：①有窒息的危险，与喉肌痉挛有关。②有受伤的危险，与反复抽搐有关。③清理呼吸道无效，与不能咳出分泌物有关。④吞咽障碍，与咽肌痉挛有关。⑤知识缺乏，与家长缺乏正规接生知识有关。

四、护理措施

（1）保持室内安静、空气新鲜、温湿度适宜，减少各种噪声，最好隔离住单人病室，专人护理。室内光线要明亮，为便于观察和抢救不宜设暗室。使患儿保持安静。避免一切不必要的刺激，各种操作尽量集中进行。最好在止痉药发挥最大疗效的同时进行，动作要轻柔，以防引起患儿痉挛。应经常更换体位，防止局部长期受压。

（2）应注意供给足够的热量及水分，病初痉挛频繁、喂养困难时，可静脉补液维持热量，必要时可给少量全血、血浆或白蛋白。痉挛减轻后仍不能进食的患儿，可在应用镇静剂的情况下用胃管喂养，每次奶量不宜过多。鼻饲前应先抽吸胃内容物，如有潴留液应酌减奶量，以免发生呕吐引起窒息。奶温以 38 ～ 40℃ 为宜。注入速度要慢，喂后取侧卧位。患儿牙关紧闭不能进食或口内脓性分泌物较多时，可用生理盐水清洗口腔，每日 3 ～ 4 次，以防口腔炎的发生。

（3）保持呼吸道通畅，防止窒息，可使患儿取头低侧卧位，及时清除鼻咽部分泌物。面色青紫、呼吸困难时给氧气吸入，并备妥急救药品及器械，以便抢救。

（4）新生儿破伤风易并发肺炎及败血症而加重病情导致死亡，因此，应根据气温随时增减衣被，因痉挛而大汗淋漓时，可用干毛巾擦干，防止受凉。对低体重儿及四肢冰冷患儿应注意保暖。在不引起痉挛的情况下，予以翻身以防发生坠积性肺炎和压力性损伤。患儿四肢痉挛双拳紧握时，有关部位易破损糜烂，应注意掌心清洁干燥。及时更换尿布，保持臀部的清洁干燥。

（5）注意皮肤护理，保持皮肤清洁、干燥，在不引起惊厥发作的前提下，定时变换体位，尤其要注意易发生糜烂的部位，如掌心、腋窝及肛门皮肤，预防压力性损伤。同时，做好脐部的护理，接触过伤口的敷料等用物，须焚毁或用高压蒸汽锅灭菌。

（6）保持鼻腔清洁，经鼻导管吸氧和插鼻饲管者，要防止鼻黏膜损伤和保持鼻腔清洁及通畅，可用小棉签蘸温开水轻轻清洗。

（7）重点观察痉挛的次数和持续时间，有无窒息，如发现强直性痉挛合并面色青紫、呼吸困难、屏气，应考虑喉头痉挛，有发生窒息危及生命的可能，应立即给氧并通知医生进行抢救。

（8）大量使用止痉药物易引起药物蓄积性中毒，应密切观察药物反应。如患儿出现呼吸缓慢、表浅，面色苍白，牙关松弛，全身瘫软，提示镇静剂过量，应立即与医生联系，遵医嘱停用或减量，以免抑制呼吸中枢导致呼吸衰竭。

（9）遵医嘱进行 TAT 静脉滴注或肌内注射时应掌握剂量；应用抗生素控制感染时，遵照医嘱严格掌握用量、用法和速度，也可配合中药治疗。

（10）注意观察并发症，如口腔炎、支气管炎、新生儿败血症等，发现异常及时报告医生。

五、健康指导

严格按照无菌接生法接生。紧急情况下接生时，如无已消毒的器械，可把剪刀烧红、冷却后用于断脐，脐带适当留长，结扎线应用煮沸法消毒。24 h 内重新消毒结扎脐带，剪除远端部分，并预防性注射 TAT 1 500～3 000 U。

第二节　急性支气管炎护理

急性支气管炎是指由于各种致病源引起的支气管黏膜炎症，由于气管常同时受累，故又称为急性气管支气管炎。常继发于上呼吸道感染或为急性传染病的一种表现。是儿童时期常见的呼吸道疾病，婴幼儿多见。

一、护理评估

（一）病因

病原体为各种病毒或细菌。能引起上呼吸道感染的病原体都可引起支气管炎。免疫功能低下、特异性体质、营养障碍、佝偻病和支气管局部结构异常等均为本病的危险因素。

（二）临床表现

起病较急，开始多有上呼吸道感染症状，无热或发热 38.5℃左右，2～4 d 即退。咳嗽为主症，初为干咳，后逐渐有痰，年长儿可偶诉头痛与胸痛。听诊两肺呼吸音粗糙，有时可听到少许干、湿啰音，以中等水泡音为主。

（三）实验室及其他检查

1. 血常规

白细胞计数正常或稍高，合并细菌感染时白细胞计数可明显升高。

2. X 线检查

可见肺门阴影扩大，肺纹理增粗。

二、治疗要点

急性支气管炎的治疗除休息、改善室内通气等一般治疗外，可单纯使用中医治疗。中医通过宣肺、化痰、清热、润燥等治法，可有效地缓解咳嗽这一主要症状，促使疾病痊愈。并发细菌感染时，配合选用银花、连翘、黄芩等有抗菌作用的药物；对于病毒感染者，配合选用板蓝根、贯众等具有抗病毒作用的药物。由于西药对病原体有较强的针对性，临床对有明确感染的患者应选用适当的抗生素，以协同中药发挥治疗效应。但须注意，应避免滥用抗生素，以减少不良反应。

三、常见护理问题

常见护理问题主要包括：①清理呼吸道无效，多与支气管炎症、痰液黏稠有关。②气体交换受损，与支气管痉挛有关。③体温过高，与支气管感染有关。

四、护理措施

（一）休息与保暖

患儿应减少活动，增加休息时间，卧床时头胸部稍提高，使呼吸通畅。室内宜空气新鲜，保持适宜的温湿度，避免对流风。

（二）保证充足的水分及营养供给

鼓励患儿多饮水，必要时由静脉补充。给予患儿易消化、营养丰富的饮食，发热期间以进食流质或半流质饮食为宜。

（三）保持口腔清洁

由于患儿发热、咳嗽、痰多且黏稠、咳嗽剧烈时可引起呕吐，故要保持口腔卫生，以增加舒适感，增进食欲，促进毒素的排泄。婴幼儿在进食后喂适量开水，以清洁口腔。年长儿应在晨起、餐后、睡前漱洗口腔。

（四）发热护理

热度不高不需特殊处理，高热时要采取物理降温或药物降温措施，防止发生惊厥。

（五）密切观察病情变化

密切观察患儿体温、脉搏、呼吸、精神状态等，发现异常及时报告医生。

（六）用药护理

祛痰应用小儿止咳糖浆、溴己新等。止喘应用氨茶碱，由于氨茶碱的吸收和排泄有较大的个体差异，用药过程中应密切注意临床反应，以免用药过量或不足。哮喘性支气管炎患儿呼吸困难时，应吸氧。为使小儿保持安静，必要时可适当应用苯巴比妥等镇静剂。

五、健康指导

加强营养，适当开展户外活动，进行体格锻炼，增强机体对气温变化的适应能力。根据气温变化增减衣服，避免受凉或过热。在呼吸道疾病流行期间，不要让小孩到人多的场所，以免交叉感染。积极预防营养不良、佝偻病、贫血和各种传染病，按时预防接种，增强机体的免疫能力。

第五章 普外科疾病护理

第一节 甲状腺功能亢进症护理

一、概述

甲状腺功能亢进症简称甲亢，是由于各种原因引起的甲状腺激素过多而出现的以全身代谢亢进为主要特征的内分泌疾病。临床上将甲亢分为三类：第一，原发性甲亢，最常见，是一种自身免疫性疾病，多发于 20～40 岁女性。甲状腺呈弥漫性肿大，对称，有突眼征，又称为突眼性甲状腺肿。第二，继发性甲亢，较少见，由结节性甲状腺肿转变而来，多发于 40 岁以上人群。甲状腺呈结节性肿大，两侧不对称，一般无突眼。第三，高功能腺瘤，少见，腺体内呈单个、不受脑垂体控制、具有较高的内分泌功能的腺瘤，结节周围的甲状腺组织呈萎缩改变。以下主要介绍原发性甲亢。

二、病因

自身免疫问题是原发性甲亢最主要的病因。目前多认为原发性甲亢是一种自身免疫性疾病，在患者血液中发现了两种刺激甲状腺的自身抗体，一类称"长效甲状腺刺激素"，另一类为"甲状腺刺激性免疫球蛋白"，两者均能抑制促甲状腺激素（TSH），而与甲状腺上的 TSH 受体结合，从而使甲状腺滤泡细胞大量分泌甲状腺素（T_4）和三碘甲状腺原氨酸（T_3）。该病有家族发病倾向。诱发因素为感染、创伤、精神刺激、劳累等。

三、护理评估

（一）健康史

了解患者一般情况，有无免疫性疾病、有无家族史，询问有无手术、感染、精神刺激等既往史，以及发病以来的治疗及用药情况。了解患者有无特殊嗜好等个人史。

（二）身体状况

1. 症状

症状主要包括：①交感神经功能亢进。常表现为多语好动，易激动，注意力不集中，记忆力减退、失眠，双手平伸时常有细微震颤等。②高代谢综合征。因 T_3、T_4 分泌过多，患者产热、散热增加，表现为怕热、多汗、低热、食欲亢进，因此反而消瘦、体重减轻、工作效率低、易疲劳。③心血管系统改变。患者出现心悸、胸闷、气促，并在活动后加重，脉快有力，脉率常＞100次／分，休息、睡眠不减慢。收缩压增高，舒张压下降，脉压增大，可出现周围血管征。脉率及脉压常是判断病情程度和疗效的重要标识。严重者可出现心脏扩大，甚至心力衰竭。④其他。患者因肠蠕动过快可引起腹泻；部分患者可有肌无力，甚至肌萎缩；女性患者常有月经减少甚至闭经，男性患者可出现阳痿、乳房发育等内分泌紊乱症状。

2. 体征

体征主要包括：①甲状腺肿大。甲状腺肿大是甲亢患者最重要的体征，原发性甲亢腺体肿大呈弥漫性对称性，随吞咽动作上下移动，质软，一般无局部压迫症状。因腺体内血管扩张、血流加速，故触诊时可有震颤感，听诊可闻及血管杂音。②突眼征。典型病例常有双侧眼裂增宽，眼球突出。严重者眼睑难以闭合，甚至不能盖住角膜；凝视时瞬目减少，两眼内聚能力差。

3. 辅助检查

（1）基础代谢率（BMR）测定。测定应在禁食 12 h、睡眠 8 h 以上、静卧空腹状态下进行。临床常根据脉率和脉压计算，估算公式为：BMR（％）＝（脉率＋脉压）－ 111。脉压单位为 mmHg。BMR 的正常值为 ±10％；+20％ ～ +30％ 为轻度甲亢，+30％ ～ +60％ 为中度甲亢，+60％ 以上为重度甲亢。

（2）血清 T_3、T_4 测定。甲亢时血清 T_3 可高于正常值的 4 倍左右，而 T_4 仅高于正常值的 2.5 倍，故 T_3 的测定较 T_4 敏感。根据放射免疫法，T_4 正常值为 65 ～ 155 μg/dL；T_3 正常值为 1.6 ～ 3.0 nmol/L。

（3）血清 TSH 测定。该测定是国际上公认的诊断甲亢的首选指标。甲亢时 TSH 降低，且出现在 T_3、T_4 异常之前。

（4）甲状腺摄 ^{131}I 率测定。正常甲状腺 3 h 摄碘量为 5％ ～ 25％，24 h 内摄 ^{131}I 量为总入量的 20％ ～ 45％。若 3 h 摄碘量超过总量 25％，或者 24 h 摄碘量超过 50％，且吸 ^{131}I 高峰提前出现，都提示有甲亢，但不能反映甲亢的严重程度。

（三）心理、社会状况

评估患者情绪是否稳定，患者是否了解甲状腺疾病相关知识、是否适应医院环境、是否愿意接受手术治疗、能否掌握相关健康知识，了解家庭经济接受能力。

四、常见护理问题

常见护理问题主要表现在：①疼痛，与肿块压迫、手术创伤等有关。②营养失调——低于机体需要量，与 BMR 增高有关。③清理呼吸道无效，与咽喉部及气管受刺激、分泌物增多以及切口疼痛有关。④焦虑，与交感神经功能亢进、环境改变、担心手术及预后有关。⑤潜在并发症，呼吸困难和窒息、甲状腺危象、喉返神经损伤、喉上神经损伤及手足抽搐等。

五、护理措施

（一）非手术治疗护理 / 术前护理

1. 一般护理

一般护理主要包括：①饮食护理。鼓励患者进食高热量、高蛋白、高维生素饮食，少量多餐，加强营养。禁食粗纤维食物，防止肠蠕动增加导致腹泻。鼓励患者多饮水，避免饮用对中枢神经有兴奋作用的浓茶、咖啡、烟酒等食品。术前 12 h 禁食，4～6 h 禁饮。②休息与活动。安排安静而凉爽的舒适环境，指导患者减少活动，适当卧床以减少体力消耗。③心理护理。了解患者心理，有针对性地与其沟通，消除患者顾虑和恐惧的心理，避免情绪激动；尽量限制探视，保持环境安静，并保证充分睡眠；对于过度紧张或失眠者，遵医嘱适当使用镇静安眠药物。心率快者，遵医嘱口服普萘洛尔 10 mg，每日 3 次。

2. 指导用药护理

遵医嘱应用抗甲状腺药物，降低 BMR 是甲亢患者手术准备的重要环节。用药后甲亢症状控制达以下标准方可手术：患者情绪稳定、睡眠良好、食欲正常、体重增加、脉率稳定在 90 次 / 分以下、脉压恢复正常、BMR 为正常偏高 20% 以下、腺体缩小变硬。

1）用药方法

（1）单独服用碘剂。常用的是复方碘化钾溶液，方法：每日 3 次，第一天每次 3 滴；第二天每次 4 滴；依次逐日每次增加一滴，直至每次 16 滴维持。碘剂主要是抑制甲状腺激素的释放，避免术后甲状腺危象的发生；同时可使甲状腺血流减少，甲状腺腺体缩小变硬，以利于手术。但不准备手术患者不宜服用碘剂。

（2）硫脲类药物加碘剂。先服用硫脲类药物，待甲亢症状基本控制后停药，再单独服用碘剂 2 周再行手术。

（3）碘剂加硫脲类药物再加碘剂。少数患者服碘剂 2 周后症状改善不明显，可加服硫脲类药物，待甲亢症状基本控制后停服硫脲类药物，继续单独服用碘剂 2 周后手术。

（4）普萘洛尔。对常规应用碘剂或合并应用硫脲类药物不能耐受或无反应的患者，可应用普萘洛尔或与碘剂联用。该药半衰期不到 8 h，故术前 1～2 h 应再服一次。

2）抗甲状腺药物的常见不良反应

第一，粒细胞减少，严重者可致粒细胞缺乏症。主要发生在治疗开始后 2～3 个月，需定期复查血常规，当白细胞计数低于 3×10^9/L 或中性粒细胞低于 1.5×10^9/L 时应停药。第二，皮疹。第三，中毒性肝病，用药前、后要检查肝功能。

3. 完善术前检查

完善术前常规检查和必要的化验检查。对于甲亢或甲状腺巨大肿块患者，还应包括：①颈部 X 线检查，了解气管有无受压、移位。②心脏检查，了解心脏有无扩大、杂音、心律不齐。③喉镜检查，了解声带情况。④ BMR 测定。⑤测定血钙、血磷，了解甲状旁腺功能。

4. 呼吸道准备

及时治疗呼吸道感染，并教会患者正确深呼吸及咳嗽排痰方法，劝导吸烟患者术前戒烟 2 周以上。

5. 术前指导适应性训练

术前 1 周教患者每日练习手术体位训练，方法是用软枕垫于患者肩部，头低肩高，充分显露颈部，每日数次，逐渐增加时间，直至每次 20 ～ 30 min，以适应术中颈部过伸需要。

6. 测定 BMR

BMR 测定应在患者清醒、空腹，环境安静、常温下进行；测前向患者讲述测试过程及意义，以避免不必要的紧张；嘱患者在测定前数日停服影响甲状腺功能的药物，以免影响对结果的判断；测定前一天的晚餐避免进食高蛋白饮食和兴奋性饮料，保证患者夜间睡眠充足，不可使用安眠药；行盖氏法测定时嘱患者次日清晨醒后静卧等待检查血压、脉搏；遇高热、妊娠、哺乳期、月经期时，暂缓行 BMR 测定。

7. 手术当日准备

患者送入手术室后，备好麻醉床，床旁备引流装置、无菌手套、拆线包及气管切开包等急救物品。

8. 眼睛护理

对原发性甲亢合并突眼，眼睑不能完全闭合者，应注意保护眼睛。白天滴眼药水数次，睡前用抗生素眼膏敷眼；日间或外出宜戴墨镜，以防风沙、强光、异物等伤害；晚间可戴眼罩或用凡士林纱布遮盖，以避免角膜暴露、干燥发生溃疡。

（二）手术后的护理

1. 体位与活动

患者术后取平卧位，全麻清醒、血压平稳后，取半坐卧位。在变换体位、活动、咳嗽时用手固定颈部，保持头颈于舒适位，以减少振动而发生疼痛。

2. 饮食与营养

患者全麻清醒后无恶心、呕吐即可饮少量温水或凉开水，观察有无呛咳、误咽。若无不适，逐渐给予微温流质饮食，以后逐步过渡到普食。只要吞咽无疼痛等不适，应鼓励少量多餐，避免食用刺激性及粗糙食物。

3. 病情观察

病情观察主要包括：①密切监测体温、呼吸、心率、血压、意识等变化，发现异常应警惕甲状腺危象的发生，及时报告医生，并配合抢救。②观察切口渗血情况，及时无菌更换污染敷料，并记录出血量；保持切口引流通畅，观察并记录引流液色、量、性状。一般术中常规放置的橡皮引流装置在 24 h 后考虑拔除。③观察患者发音并与术前对比，有无音调降低或声音嘶哑。④观察患者进食流质饮食后有无呛咳或误咽。⑤观察患者有无面、唇或手足针刺麻木感或强直感。一旦出现手足抽搐，应限制患者食用肉类、乳类和蛋类食品（因含磷高，钙磷竞争使血钙更低）。

4. 疼痛护理

患者切口疼痛明显者，遵医嘱应用止痛药，保证患者充分休息和睡眠。

5. 保持呼吸道通畅

指导患者深呼吸，协助其有效咳嗽。必要时雾化吸入，及时排痰，预防肺部感染。

6. 用药护理

甲亢患者术后遵医嘱继续服用碘剂。方法：每日 3 次，第一日每次 16 滴；第二日每次 15 滴；依次逐日每次减少 1 滴，至病情平稳。年轻患者术后常规口服甲状腺素，每日 30 ～ 60 mg，连服 6 ～ 12 个月，以抑制甲状腺素的分泌和预防复发。

7. 并发症的观察及护理

1）呼吸困难和窒息

是术后最危急的并发症，常发生于术后 48 h 以内。

（1）常见原因：①切口内出血压迫气管，主要是手术时止血不彻底，或因血管结扎线滑脱引起。②喉头水肿，主要是由于手术操作创伤或气管插管损伤所引起。③术后气管塌陷，是气管壁长期受压，发生软化，术后失去周围组织支撑所引起。

（2）临床表现：进行性呼吸困难、烦躁、发绀，甚至窒息；颈部肿胀，切口渗出鲜血。

（3）处理方法：及时拆除缝线，敞开伤口，去除血肿；呼吸如无改善，应立即行气管切开术，情况好转后送手术室进行进一步处理。故甲状腺术后应在床头常规备气管切开包和手套。

2）喉返神经损伤

主要是手术操作直接损伤引起。

（1）临床表现：单侧损伤多引起声音嘶哑；双侧损伤可引起失音，呼吸困难，甚至窒息。

（2）处理方法：除切断、结扎外，轻度挫伤患者鼓励早期练习发"衣"音，配合针灸，理疗等处理，多数患者半年内可逐渐恢复。

（3）预防方法：术中靠近喉返神经处时，边操作边与患者对话，声音变化时立即检查。

3）喉上神经损伤

（1）临床表现：喉上神经分内、外支。内支（感觉支）损伤使感觉丧失，进食时易发生误咽、呛咳；外支（运动支）损伤使环甲肌瘫痪，声带松弛，声调降低。

（2）处理方法：一般经理疗后可自行恢复。

4）手足抽搐

多于术后 1 ～ 3 d 发生。

（1）常见原因：是由于手术时甲状旁腺被误切、误伤或其血液供应受累，引起甲状旁腺功能不足而出现。

（2）临床表现：损伤后血钙降低，口周、面部麻木，强直；严重者引起手足抽搐，喉、膈肌痉挛，引起窒息死亡。一般患者经对症治疗，2 周后未受损的甲状旁腺增生代偿，症状可消失。严重患者需补充钙剂，双氢速甾醇油剂有提高血清钙的特殊作用，目前公认是最有效的治疗药物。

（3）处理方法：①发作时，立即静脉注射 10% 葡萄糖酸钙或氯化钙 10 ～ 20 mL。②适当限制肉类、乳品和蛋类等高磷饮食，增加钙的吸收。③轻症患者遵医嘱服用葡萄糖酸钙或乳酸钙 2 ～ 4 g，每日 3 次，同时加服维生素 D_3，每日 5 万 ～ 10 万 U，以促进钙吸收。

5）甲状腺危象

甲亢术后最严重的并发症。多发生于术后 12 ～ 36 h。

（1）发病原因：术前准备不充分，甲亢症状未能很好控制；手术创伤使甲状腺素过量释放；肾上腺皮质功能减退等。

（2）临床表现：高热（＞39℃），脉快而弱（心率≥120 次 / 分），大汗烦躁，常伴呕吐、腹泻，甚至昏迷、死亡。

（3）处理方法：①安静休息。绝对卧床休息，保持病房安静、室温稍低；烦躁者遵医嘱给予镇静剂。②吸氧。持续低流量氧气吸入。③碘剂。口服复方碘化钾溶液 3 ～ 5 mL，紧急时 10% 碘化钠 5 ～ 10 mL 加入 10% 葡萄糖 500 mL 静脉滴注，以抑制甲状腺激素的合成与释放。④氢化可的松。每日 100 mg，每 8 h 一次，拮抗甲状腺素反应。⑤肾上腺素能阻滞剂。利血平 1 ～ 2 mg 肌内注射或呱乙啶 10 ～ 20 mg 口服；还可用普萘洛尔 5 mg 加入葡萄糖 100 mL 静脉滴注，降低肾上腺素反应。⑥降温。物理降温，必要时遵医嘱进行人工冬眠降温，维持体温在 37℃左右。⑦其他。静脉滴注大剂量葡萄糖，补充能量；心力衰竭者，可应用洋地黄制剂。经上述综合处理，病情一般经 36 ～ 72 h 逐渐恢复。

（三）健康指导

1. 康复锻炼和自我护理意识指导

鼓励患者早期下床活动，但应保护头颈部。拆线后教会患者练习颈部活动，促进功能恢复，但避免大幅度屈伸和旋转。对于声音嘶哑者，指导练习发音。指导患者控制自我情绪，保持精神愉快、情绪稳定。讲解甲状腺术后并发症的表现和防治办法。协助患者合理安排休息与活动时间，鼓励患者尽可能生活自理。

2. 用药指导

讲解甲亢服药的重要性并督促执行。教会正确服用碘剂方法：每次定量将碘剂滴在饼干或馒头上服用，既准确又不伤及口腔黏膜。

3. 指导复诊

告知患者出院后应定期复诊，服用抗甲状腺药物的开始 3 个月，每周查血常规 1 次，每隔 1～2 个月做甲状腺功能测定，定期测量体重。了解甲状腺功能。若出现心悸、手足震颤、抽搐、高热、恶心、呕吐、腹泻、突眼加重等及时就诊。

第二节　急性化脓性腹膜炎护理

一、病因

急性化脓性腹膜炎按发病机制分为原发性腹膜炎和继发性腹膜炎。

原发性腹膜炎是指腹腔内无原发病灶，细菌经血行、泌尿道和女性生殖管道等途径播散至腹膜腔而引起的炎症，占急性化脓性腹膜炎的 2%，细菌多为溶血性链球菌、肺炎链球菌或大肠杆菌等。

继发性腹膜炎是指炎症、穿孔、破裂、腹部创伤、手术等引起的大量消化液及细菌进入腹膜腔所导致的急性炎症。以继发性化脓性腹膜炎最常见。在发病因素中以急性阑尾炎坏疽穿孔最常见，其次是胃十二指肠溃疡穿孔，腹腔脏器炎症扩散也是导致急性腹膜炎较常见的原因。继发性腹膜炎的主要致病菌为胃肠道内的常驻菌群，其中以大肠杆菌为最常见，其次为厌氧拟杆菌、链球菌、变形杆菌等，多为混合感染，毒性强。

腹膜炎症灶由大网膜包裹或填塞而形成局限性腹膜炎；若炎症累及整个腹膜腔时则称弥漫性腹膜炎；若脓液在腹腔内积聚并由肠祥、网膜或肠系膜等粘连、包围，与游离腹膜腔隔开，则形成腹腔脓肿。

二、护理评估

（一）健康史

除评估患者一般情况外，还应了解胃十二指肠溃疡、慢性阑尾炎反复发作、其他腹腔脏器疾病及手术、近期腹部损伤等既往病史。对于患儿，应询问近期有无呼吸道、尿路感染病史以及营养不良和其他导致抵抗力下降的情况。对于女性患者，还应了解有无泌尿、生殖管道炎症（如慢性盆腔炎）的病史。

（二）身体状况

1. 症状

1）腹痛

腹痛为最主要的症状，多为持续性、剧烈腹痛，难以忍受。深呼吸、咳嗽、转动身体时疼痛加剧。腹痛范围多由原发病灶部位向周围扩散，可波及全腹，但仍以原发病灶处最显著。

2）恶心、呕吐

早期症状较轻微，多为腹膜受刺激引起的反射性呕吐，呕吐物多为胃内容物；发生麻痹性肠梗阻时可出现持续性呕吐，呕吐物伴有黄绿色胆汁，甚至出现棕褐色粪汁样内容物。

3）体温、脉搏改变

发病后体温由正常逐渐升高，伴有脉搏加快，年老体弱者体温可不升高。若脉速而体温不升，常提示患者病情恶化。

4）感染中毒症状

伴随病情进展，可相继出现寒战、高热、脉速、呼吸急促、大汗、口干等症。随病情进展，也可出现面色苍白、口唇发绀、肢端发凉、血压下降、神志恍惚不清等感染性休克表现。

2. 体征

1）全身表现

急性病容，喜仰卧，双下肢屈曲不愿改变体位，腹部拒按。

2）腹部体征

腹部体征主要表现为：①视诊。腹胀，腹式呼吸运动减弱或消失。腹胀加重是腹膜炎患者病情恶化的重要标识。②触诊。腹膜刺激征为急性腹膜炎患者最常见的标识性体征。触诊腹部出现压痛、反跳痛、腹肌紧张，以原发病灶处最明显。胃肠道消化液、胆汁或胰液进入腹膜腔所致的化脓性腹膜炎，可出现腹肌呈"木板状"强直（板状腹）。③叩诊。胃肠胀气时呈鼓音；胃十二指肠溃疡穿孔时，肝浊音界缩小或消失；炎症渗出物进入腹膜腔较多时，移动性浊音阳性。④听诊。肠麻痹时出现肠鸣音减弱或消失。

3. 辅助检查

1）直肠指诊

直肠前窝饱满、触痛，提示盆腔感染或脓肿形成。

2）实验室检查

实验室检查主要包括：①血常规检查。白细胞计数升高，中性粒细胞比例增高，可出现核左移和中毒颗粒。②血生化检查。可提示酸中毒、电解质紊乱。③腹腔穿刺或腹腔灌洗。根据抽出液的性状、气味、浑浊度，做细菌培养、涂片检查，以及淀粉酶测定等辅助病因判断，并指导抗生素使用。

3）影像学检查

影像学检查主要包括：①腹部 X 线检查。立位平片可见小肠普遍胀气并有多个小气液平面，即肠麻痹征象；若胃肠穿孔，多可见到膈下游离气体。②腹部 B 超检查。可显示有无腹腔内积液和积液量。③CT 检查。对腹腔内实质性器官的病变有诊断价值。

（三）心理、社会状况

了解患者患病后的心理反应，如焦虑、恐惧等表现；评估患者对疾病的认知程度和心理承受能力，以及对手术的经济承受能力等。

三、常见护理问题

常见护理问题主要包括：①疼痛——腹痛，与腹膜炎症反应刺激及毒素吸收等有关。②体液不足，与炎症渗出、高热、体液丢失等致有效血容量降低有关。③体温过高，与腹膜炎毒素吸收有关。④焦虑/恐惧，与患者的病情严重、身体不适以及担心预后等有关。⑤潜在并发症，休克、腹腔脓肿、切口感染等。

四、护理措施

（一）治疗原则

1. 非手术治疗

对病情较轻，病程较长（已超过 24 h）且腹部体征已减轻或炎症已有局限化趋势和原发性腹膜炎患者，可行非手术治疗。非手术治疗包括禁食，胃肠减压，静脉输液，纠正水、电解质失衡，合理应用抗生素，补充热量和营养支持，以及进行镇静、止痛、吸氧等对症处理。非手术治疗亦可视为术前准备的重要环节。

2. 手术治疗

大多数继发性腹膜炎患者需手术治疗，手术类型视病情而定。手术包括腹膜腔探查，以确定病因，处理原发病灶，彻底清理腹腔，充分引流等。

（二）非手术治疗护理/术前护理

1. 一般护理

（1）休息与体位：患者卧床休息，尽量少被搬动或者按压腹部，减轻疼痛。安置半坐卧位，有休克者安置休克卧位。半坐卧位的主要目的：有利于渗液流向盆腔，减少吸收，减轻中毒症状；使腹腔内脏器官下移，有利于呼吸和循环；使腹肌松弛，有利于减轻腹痛和腹胀。

（2）饮食与环境：胃肠穿孔者应禁食禁饮，并行胃肠持续减压，给予肠外营养支持。病房内宜保持安静和通风透气。

（3）心理护理：做好患者及其家属的解释和安慰工作，稳定患者情绪。介绍疾病有关知识，使其积极配合治疗和护理。如需手术患者，应讲明手术方法和过程、术中注意事项及可能出现的并发症。

2. 病情观察

术前定时监测生命体征，必要时测量尿量、中心静脉压、血清电解质及血气分析指标，记录 24 h 出入液量。动态观察腹部症状和体征的变化。

3. 静脉输液维持体液平衡

迅速建立静脉输液通道，遵医嘱补液。应安排好补液顺序，并根据病情及时调整输液的量、速度和种类，宜保持患者尿量在 30 mL/h 以上。必要时输血或血浆，维持有效的循环血量，增强患者抵抗力。

4. 控制感染

由于继发性腹膜炎大多为混合性感染，应遵医嘱使用大剂量广谱抗生素，或联合使用抗生素。待药敏试验结果出来后再作调整。

5. 对症护理

（1）减轻或控制疼痛：对已经确诊患者可遵医嘱给予镇静剂，以缓解患者痛苦与恐惧心理；诊断不明者应加强观察，慎用镇痛剂防止掩盖病情。

（2）物理降温：高热者可给予酒精擦浴、冰袋或冰枕降温等物理降温方法。不宜使用解热镇痛剂，以免引起出汗而导致液体丢失过多而加重休克。

（3）止呕：对呕吐严重患者遵医嘱使用止吐剂。

（4）吸氧：有呼吸困难缺氧的重症患者应及时给予吸氧。

6. 术前准备

对有手术指征或已经决定手术的患者应做好急诊手术的各项准备。

（三）术后护理

1. 休息与体位

患者回病房后，根据不同类型分别安排体位卧床休息。全麻未醒者平卧，头偏向一侧；硬膜外麻醉患者术后去枕平卧 6 h；休克患者取平卧位或休克体位；生命体征平稳患者取半坐卧位。

2. 饮食

术后继续禁食禁饮，行胃肠减压，给予肠外营养支持。术后肠蠕动恢复可拔除胃管，逐步恢复经口饮食。

3. 病情观察

术后继续密切观察生命体征的变化，尤其要注意其循环、呼吸、肾功能的监测；观察记录 24 h 出入液量；观察术后腹部症状与体征变化；观察腹部引流与伤口愈合情况。

4. 输液

术后遵医嘱输液，维持水、电解质及酸碱平衡。

5. 抗感染

遵医嘱使用有效抗生素，预防和控制感染。

6. 切口与引流护理

该护理主要包括：①观察切口敷料是否干燥，有渗血、渗液时应及时更换敷料。②注意观察腹腔引流情况，妥善固定引流管，防止其脱出或受压；记录引流液的量、颜色和性状；保持引流管通畅，经常挤捏引流管以防止血块或脓痂堵塞引流管；对负压引流者应将引流装置调整至负压状态，维持有效引流。当引流液颜色澄清，患者体温及白细胞计数恢复正常，可考虑拔管。③观察切口愈合情况，及早发现切口感染征象并协助医生处理。

7. 并发症的护理

常见的并发症有腹腔脓肿和切口感染。护理措施包括抗感染，营养支持，密切观察病情变化，术后护理引流管，以及促进炎症消散的物理治疗等措施。

（四）健康指导

健康指导主要包括：①饮食指导。讲解术前禁食的重要性与术后饮食恢复的知识，指导患者术后饮食按流质→半流质→软食→普食的顺序循序渐进，少量多餐，保证充足的营养，促进机体康复。②康复指导。给患者解释术后早期活动对于促进肠功能恢复、预防肠粘连的重要性，并鼓励患者卧床期间进行床上活动，体力恢复后应尽早下床活动。③就诊、复诊指导。指导患者积极治疗消化系统疾病，发现异常或原有症状加重，立即就诊。

第六章　神经内科疾病护理

第一节　短暂性脑缺血发作护理

1965年，美国第四届脑血管病普林斯顿会议对短暂性脑缺血发作（TIA）的定义为：突然出现的局灶性或全脑的神经功能障碍，持续时间不超过24 h，且排除非血管源性原因。2002年，美国TIA工作组提出了新的TIA定义：由于局部脑或视网膜缺血引起的短暂性神经功能缺损发作，典型临床症状持续时间不超过1 h，且在影像学上无急性脑梗死的证据。2009年，美国卒中协会（ASA）发布的TIA定义：TIA是脑、脊髓或视网膜局灶性缺血所致的、不伴急性梗死的短暂性神经功能障碍。

我国TIA的专家共识中建议由于脊髓缺血诊断临床操作性差，暂推荐定义为：脑或视网膜局灶性缺血所致的、未伴急性梗死的短暂性神经功能障碍。

TIA临床症状一般持续10～15 min，多在1 h内，不超过24 h，不遗留神经功能缺损症状和体征，结构性影像学（CT、MRI）检查无责任病灶。

TIA好发于50～70岁中老年人，男性多于女性，患者多伴有高血压、动脉粥样硬化、糖尿病或高脂血症等脑血管病的危险因素。

一、临床表现

TIA起病突然，历时短暂，症状和体征出现后迅速达高峰，持续时间为数秒至数分钟、数小时，24 h内完全恢复正常而无后遗症。患者的局灶性神经功能缺失症状常按一定的血管支配区而反复刻板地出现，多则一日数次，少则数周、数月甚至数年才发作1次，椎-基底动脉系统TIA发作较频繁。根据受累的血管不同，临床上将TIA分为两大类：颈内动脉系统TIA和椎-基底动脉系统TIA。

（一）颈内动脉系统TIA

颈内动脉系统TIA症状多样，以大脑中动脉支配区TIA最常见。常见的症状可有患侧上肢和（或）下肢无力、麻木、感觉减退或消失，亦可有失语、失读、失算、书写障碍，偏盲较少见，瘫痪通常以上肢和面部较重。短暂的单眼失明是颈内动脉分支眼动脉缺血的特征性症状，为颈内动脉系统TIA所特有。如果发作性偏瘫伴有瘫痪对侧的短暂单眼失明或视觉障碍，则临床上可诊断为失明侧颈内动脉TIA。上述症状可单独或合并出现。

（二）椎－基底动脉系统 TIA

椎－基底动脉系统 TIA 有时表现为头昏、视物模糊、走路不稳等含糊症状而难以诊断，局灶性症状以眩晕最常见，一般不伴有明显的耳鸣。若有脑干、小脑受累的症状，如复视、构音障碍、吞咽困难、交叉性或双侧肢体瘫痪等感觉障碍、共济失调，则诊断较为明确，大脑后动脉供血不足可表现为皮质盲和视野缺损。倾倒发作为椎－基底动脉系统 TIA 所特有，表现为患者突然双下肢失去张力而跌倒在地，而无可觉察的意识障碍，患者可即刻站起，此乃双侧脑干网状结构缺血所致。枕后部头痛、猝倒，特别是在急剧转动头部或上肢运动后发作，上述症状均提示椎－基底动脉系统供血不足并有颈椎病、锁骨下动脉盗血征等存在的可能。

（三）共同症状

共同症状既可见于颈内动脉系统，亦可见于椎－基底动脉系统，包括构音困难、同向偏盲等。发作时单独表现为眩晕（伴或不伴恶心、呕吐）、构音困难、吞咽困难、复视者，最好不要轻易诊断为 TIA，应结合其他临床检查寻找确切的病因。上述 2 种以上症状合并出现，或出现交叉性麻痹伴运动、感觉、视觉障碍及共济失调，即可诊断为椎－基底动脉系统 TIA 发作。

（四）发作时间

TIA 发作的时限短暂，持续 15 min 以下，一般不超过 30 min，少数发作时间也可在 12～24 h。

二、诊断要点

TIA 的诊断主要是依据患者和家属提供的病史，一般无客观检查的直接证据。临床诊断要点如下：①突然的、短暂的局灶性神经功能缺失发作，在 24 h 内完全恢复正常。②临床表现完全可用单一脑动脉病变解释。③发作间歇期无神经系统体征。④常有反复发作史，临床症状常刻板地出现。⑤起病年龄大多在 50 岁以上，患者大多有动脉粥样硬化症。⑥脑部 CT 或 MRI 检查排除其他脑部疾病。

三、治疗原则

治疗原则主要包括：①病因治疗。对病因明显的患者，应针对病因进行积极治疗，如控制高血压、糖尿病、高脂血症，治疗颈椎病、心律失常、血液系统疾病等。②抗血小板聚集治疗。抗血小板聚集剂可减少微栓子的发生，预防复发，常用药物有阿司匹林和噻氯匹定。③抗凝治疗。抗凝治疗适用于发作次数多，症状较重，持续时间长，且每次发作症状逐渐加重，又无明显禁忌证的患者，常用药物有肝素、低分子量肝素和华法林。④干预危险因素。控制高血压、糖尿病；治疗冠状动脉性疾病和心律不齐、充血性心力衰竭、瓣膜性心脏病；控制高脂血症；停用口服避孕药；停止吸烟；减少饮酒；适量运动。⑤手术治疗。如颈动脉狭窄超过 70% 或药物治疗效果较差，反复发作者可进行颈动脉内膜剥脱术或者血管内支架及血管成形术。

⑥其他治疗。还可给予钙通道阻滞剂（如尼莫地平、氟桂利嗪）和中医药治病（如丹参、川芎、红花、血栓通等）。

四、护理评估

（一）健康史

了解既往史和用药情况：①了解既往是否有原发性高血压病、心脏病、高脂血症及糖尿病等，临床上 TIA 患者常伴有高血压、动脉粥样硬化、糖尿病或心脏病病史。②了解患者既往和目前的用药情况，患者的血压、血糖、血脂等各项指标是否控制在正常范围之内。

了解患者的饮食习惯及家族史：①了解患者是否有肥胖、吸烟、酗酒等习惯，是否偏食、嗜食，是否长期摄入高胆固醇饮食，因为长期摄入高胆固醇饮食常使血管发生动脉粥样硬化。②了解其亲属有无脑血管病的患病情况。

（二）身体状况

询问患者的起病形式与发作情况，症状是否突然发作、持续时间是否短暂，本病持续时间一般为 5 ～ 30 min，恢复快，不留后遗症。是否反复发作，且每次发作出现的症状基本相同。

评估有无神经功能缺失：①检查有无肢体乏力或偏瘫、偏身感觉异常，因为大脑中动脉供血区缺血可致对侧肢体无力或轻偏瘫、偏身麻木或感觉减退。②有无一过性单眼黑蒙或失明、复视等视力障碍，以评估脑缺血的部位。颈内动脉分支眼动脉缺血可致一过性单眼黑蒙，中脑或脑桥缺血可出现复视和眼外肌麻痹，双侧大脑后动脉距状支缺血因视皮质受累可致双眼视力障碍(暂时性皮质盲)。③有无跌倒发作和意识丧失，下部脑干网状结构缺血可致患者因下肢突然失去张力而跌倒，但意识清楚。④询问患者起病的时间、地点及发病过程，以了解患者的记忆力、定向力、理解力是否正常，因为大脑后动脉缺血累及边缘系统时，患者可出现短时间记忆丧失，常持续数分钟至数十分钟，伴有对时间的记忆缺失、对地点的定向障碍，但谈话、书写和计算能力仍保持。⑤观察进食时有无吞咽障碍，有无失语。脑干缺血所致延髓性麻痹或假性延髓性麻痹时，患者可出现吞咽障碍、构音不清；优势半球受累可出现失语症。⑥观察其有无步态不稳的情况，因为椎 - 基底动脉缺血导致小脑功能障碍可出现共济失调、步态不稳。

（三）心理 - 社会状况

评估患者是否因突然发病或反复发病而产生紧张、焦虑和恐惧的心理，或者患者因缺乏相关知识而麻痹大意。

五、常见护理问题

常见护理问题主要包括：①肢体麻木、无力，与神经功能缺失有关。②潜在并发症如脑梗死等。

六、护理措施

（一）一般护理

一般护理主要包括：①发作时卧床休息，注意枕头不宜太高，以枕高 15 ～ 25 cm 为宜，以免影响头部的血液供应。②转动头部时动作宜轻柔、缓慢，防止颈部活动过度诱发 TIA。③平时应适当运动或进行体育锻炼，注意劳逸结合，保证充足睡眠。

（二）饮食护理

饮食护理主要包括：①指导患者进食低盐低脂、清淡、易消化、富含蛋白质和维生素的饮食，多吃新鲜蔬菜、水果，戒烟酒，忌辛辣油炸食物并禁止暴饮暴食，避免过分饥饿。②并发糖尿病的患者应限制糖的摄入，严格执行糖尿病饮食。

（三）症状护理

症状护理主要包括：①对肢体乏力或轻偏瘫等步态不稳的患者，应注意保持周围环境的安全，移开障碍物，以防止跌倒；教会患者使用扶手等辅助设施；对有一过性失明或跌倒发作的患者，在其如厕、沐浴或外出活动时应有防护措施。②对有吞咽障碍的患者，进食时宜取坐位或半坐位，喂食速度宜缓慢，药物宜压碎，以利吞咽，并积极做好吞咽功能的康复训练。③对有构音不清或失语症的患者，护士在实施治疗和护理活动过程中，注意言行不要有损患者自尊，鼓励患者用有效的表达方式进行沟通，表达自己的需要，并指导患者积极进行语言康复训练。

（四）用药护理

用药护理主要包括：①血液病，有出血倾向，严重的高血压和肝、肾疾病，消化性溃疡等均为抗凝治疗禁忌证。②抗凝治疗前需检查患者的凝血机制是否正常，抗凝治疗过程中应注意观察有无出血倾向，发现皮疹、皮下淤斑、牙龈出血等立即报告医生处理。③肝素 50 mg 加入生理盐水 500 mL 静脉滴注时，速度宜缓慢（10 ～ 20 滴 / 分），维持 24 ～ 48 h。④注意观察患者肢体无力或偏瘫程度是否减轻，肌力是否增加，吞咽障碍、构音不清、失语等症状是否恢复正常，如果上述症状呈加重趋势，应警惕缺血性脑卒中的发生；若为频繁发作的 TIA 患者，应注意观察每次发作的持续时间、间隔时间以及伴随症状，并做好记录，配合医生积极处理。

（五）心理护理

心理护理主要包括：帮助患者了解本病治疗与预后的关系，消除患者的紧张、恐惧心理，保持乐观心态；使患者积极配合治疗，并自觉改变不良生活方式，建立良好的生活习惯。

（六）安全护理

安全护理主要包括：①使用警示牌提示患者，如在床头贴"小心跌倒""防止坠床"的警示标语。②嘱患者在楼道内行走、如厕、沐浴时有人陪伴，穿防滑鞋；卫生员清洁地面后及时提示患者。③呼叫器置于床头，告知患者出现头晕、肢体无力等表现及时通知医护人员。

七、健康教育

健康教育主要包括：①指导患者保持心情愉快、情绪稳定，避免精神紧张和过度疲劳。②指导患者了解肥胖、吸烟、酗酒及饮食因素与脑血管病的关系，改变不合理的饮食习惯，选择低盐、低脂、充足蛋白质和丰富维生素的饮食。少食甜食，限制钠盐，戒烟酒。③生活起居要有规律，养成良好的生活习惯，坚持适度运动和锻炼，注意劳逸结合，经常发作的患者应避免重体力劳动，尽量不要单独外出。④按医嘱正确服药，积极治疗高血压、动脉硬化、心脏病、糖尿病、高脂血症和肥胖症，定期监测凝血功能。⑤定期门诊复查，尤其出现肢体麻木乏力、眩晕、复视或突然跌倒时更应随时就医。

第二节　脑梗死护理

脑梗死是指各种原因所致脑部血液供应障碍，导致局部脑组织缺血、缺氧性坏死而出现相应神经功能缺损的一类临床综合征。脑梗死又称缺血性脑卒中，包括脑血栓形成、脑栓塞和腔隙性脑梗死等。脑梗死是卒中最常见类型，占 70% ～ 80%，好发于 60 岁以上的老年人，男女发病率无明显差异。

脑梗死的基本病因首先为动脉粥样硬化，并在此基础上发生血栓形成，导致血液供应区域和邻近区域的脑组织血供障碍，引起局部脑组织软化、坏死；其次为血液成分改变和血流动力学改变等。本病常在静息或睡眠中起病，突然出现偏瘫、感觉障碍、失语、吞咽障碍和意识障碍等。其预后与梗死的部位、疾病轻重程度以及救治情况有关。病情轻、救治及时，能尽早获得充分的侧支循环，则患者可以基本治愈，不留后遗症；重症患者，因受损部位累及重要的中枢，侧支循环不能及时建立，则常常有失语、偏瘫等后遗症；更为严重者，常可危及生命。

一、脑血栓形成

（一）病因

血栓性脑梗死最常见病因为动脉粥样硬化，其次为高血压、糖尿病和血脂异常，另外，各种性质的动脉炎、血液异常或血流动力学异常也可视为脑血栓形成的病因。

（二）临床表现

中老年患者多见，常于静息状态或睡眠中起病，约 1/3 患者的前驱症状表现为反复出现 TIA。根据动脉血栓形成部位不同，出现不同的临床表现。

1. 颈内动脉形成血栓

病灶侧单眼一过性黑蒙，偶可为永久性视物障碍（因眼动脉缺血）或病灶侧霍纳（Honer）综合征（因颈上交感神经节后纤维受损）；颈动脉搏动减弱，眼或颈部血管杂音；对侧偏瘫、偏身感觉障碍和偏盲等（大脑中动脉或大脑中、前动脉缺血）；主侧半球受累可有失语症，非主侧半球受累可出现体象障碍；亦可出现晕厥发作或痴呆。

2. 大脑中动脉形成血栓

1）主干闭塞

主干闭塞主要表现为：①三偏症状，病灶对侧中枢性面舌瘫及偏瘫、偏身感觉障碍和偏盲或象限盲，上下肢瘫痪程度基本相等。②可有不同程度的意识障碍。③主侧半球受累可出现失语症，非主侧半球受累可见体象障碍。

2）皮质支闭塞

皮质支闭塞主要表现为：①上分支包括眶额部、额部、中央回、前中央回及顶前部的分支，闭塞时可出现病灶对侧偏瘫和感觉缺失（面部及上肢重于下肢），布罗卡氏（Broca）失语（主侧半球受累）和体象障碍（非主侧半球受累）。②下分支包括颞极及颞枕部，颞叶前、中、后部的分支，闭塞时常出现韦尔尼克（Wemicke）失语、命名性失语和行为障碍等，而无偏瘫。

3）深穿支闭塞

深穿支闭塞主要表现为：①对侧中枢性上下肢均等性偏瘫，可伴有面舌瘫。②对侧偏身感觉障碍，有时可伴有对侧同向性偏盲。③主侧半球病变可出现皮质下失语。

3. 大脑前动脉形成血栓

1）主干闭塞

主干闭塞主要表现为：①对侧中枢性面舌瘫及偏瘫，以面舌瘫及下肢瘫为重，可伴轻度感觉障碍。②尿潴留或尿急（旁中央小叶受损）。③精神障碍，如淡漠、反应迟钝、欣快、始动障碍和缄默等（额极与胼胝体受累），常有强握与吸吮反射（额叶病变）。④主侧半球病变可见上肢失用，亦可出现 Broca 失语。

2）皮质支闭塞

皮质支闭塞主要表现为：①对侧下肢远端为主的中枢性瘫痪，可伴感觉障碍（胼周和胼缘动脉闭塞）。②对侧肢体短暂性共济失调、强握反射及精神症状（眶动脉及额极动脉闭塞）。

4. 大脑后动脉形成血栓

1）主干闭塞

主干闭塞主要表现为：对侧偏盲、偏瘫及偏身感觉障碍（较轻）、丘脑综合征，主侧半球病变可有失读症。

2）皮质支闭塞

皮质支闭塞主要表现为：①因侧支循环丰富而很少出现症状，仔细检查可见对侧同向性偏盲或象限盲，而黄斑视力保存（黄斑回避现象）；双侧病变可有皮质盲。②主侧颏下动脉闭塞可见视觉失认及颜色失认。③顶枕动脉闭塞可见对侧偏盲，可有不定型的光幻觉痛性发作，主侧病损可有命名性失语；矩状动脉闭塞出现对侧偏盲或象限盲。

3）深穿支闭塞

深穿支闭塞主要表现为：①丘脑穿通动脉闭塞产生红核丘脑综合征（病侧小脑性共济失调、意向性震颤、舞蹈样不自主运动、对侧感觉障碍）。②丘脑膝状体动脉闭塞可见丘脑综合征（对侧感觉障碍，深感觉为主，以及自发性疼痛、感觉过度、轻偏瘫、共济失调和不自主运动，可有舞蹈、手足徐动症和震颤等锥体外系症状）。③中脑支闭塞出现韦伯（Weber）综合征，即同侧动眼神经麻痹，对侧中枢性偏瘫，或贝内迪克特（Benedikt）综合征，即同侧动眼神经麻痹，对侧不自主运动。

4）后脉络膜动脉闭塞

后脉络膜动脉闭塞主要表现为：对侧象限盲，罕见。

5. 基底动脉形成血栓

1）主干闭塞

主干闭塞主要表现为：常引起脑干广泛梗死，出现脑神经、锥体束及小脑症状，如眩晕、呕吐、共济失调、瞳孔缩小、四肢瘫痪、肺水肿、消化道出血、昏迷、高热等，常因病情危重死亡。

2）基底动脉尖综合征

基底动脉尖端分出两对动脉即小脑上动脉和大脑后动脉，其分支供应中脑、丘脑、小脑上部、颞叶内侧及枕叶，故可出现以中脑病损为主要表现的一组临床综合征。临床表现：①眼动障碍及瞳孔异常，一侧或双侧动眼神经部分或完全麻痹、眼球上视不能（上丘受累）及一个半综合征，瞳孔对光反射迟钝而调节反应存在（顶盖前区病损）。②意识障碍，呈一过性或持续数天，或反复发作（中脑或丘脑网状激活系统受累）。③对侧偏盲或皮质盲。④严重记忆障碍（颞叶内侧受累）。

3）其他

中脑支闭塞出现韦伯综合征（动眼神经交叉瘫）、贝内迪克特综合征（同侧动眼神经麻痹、对侧不自主运动）、脑桥支闭塞出现米亚尔–谷布勒综合征（外展、面神经麻痹，对侧肢体瘫痪）、福维尔综合征（同侧凝视麻痹、周围性面瘫、对侧偏瘫）。

6. 椎动脉形成血栓

若双侧椎动脉粗细差别不大，当一侧闭塞时，因对侧供血代偿多不出现明显症状。当双侧椎动脉粗细差别较大时，优势侧闭塞多表现为小脑后下动脉闭塞综合征。主要表现：①眩晕、呕吐、眼球震颤（前庭神经核受损）。②交叉性感觉障碍（三叉神经脊束核及对侧交叉的脊髓丘脑束受损）。③同侧霍纳（Honer）综合征（交感神经下行纤维受损）。④吞咽障碍和声音嘶哑（舌咽、迷走神经受损）。⑤同侧小脑性共济失调（绳状体或小脑受损）。由于小脑后下动脉的解剖变异较大，临床常有不典型的临床表现。

（三）护理评估

1. 健康史

（1）了解患者既往史和用药情况：①询问患者的身体状况，了解既往有无脑动脉硬化、原发性高血压、高脂血症及糖尿病病史。②询问患者是否进行过治疗，目前用药情况怎样，是否按医嘱正确服用降压、降糖、降脂及抗凝药物。

（2）询问患者的起病情况：①了解起病时间和起病形式。②询问患者有无明显的头晕、头痛等前驱症状。③询问患者有无眩晕、恶心、呕吐等伴随症状，如有呕吐，了解是使劲呕出还是难以控制地喷出。

（3）了解患者生活方式和饮食习惯：①询问患者的饮食习惯，有无偏食、嗜食爱好，是否喜食腊味、肥肉、动物内脏等，是否长期摄入高盐、高胆固醇饮食。②询问患者有无烟酒嗜好及家族中有无类似疾病史或有卒中、原发性高血压病史。

2. 身体状况

（1）观察神志、瞳孔和生命体征情况：①观察神志是否清楚，有无意识障碍及其类型。②观察瞳孔大小及对光反射是否正常。③观察生命体征。起病初始体温、脉搏、呼吸一般正常，病变范围较大或脑干受累时可见呼吸不规则等。

（2）评估有无神经功能受损：①观察有无精神、情感障碍。②询问患者双眼能否看清眼前的物品，了解有无眼球运动受限、眼球震颤及眼睑闭合不全，视野有无缺损。③观察有无口角㖞斜或鼻唇沟变浅，检查伸舌时舌头是否居中。④观察有无言语障碍、饮水反呛等。⑤检查患者四肢肌力、肌张力情况，了解有无肢体活动障碍、步态不稳及肌萎缩。⑥检查有无感觉障碍。⑦观察有无排尿、排便障碍。

3. 心理－社会状况

观察患者是否存在因疾病所致焦虑等心理问题；了解患者和家属对疾病发生的相关因素、治疗和护理方法、预后、如何预防复发等知识的认知程度；了解患者家庭条件与经济状况及家属对患者的关心和支持度。

（四）常见护理问题

常见护理问题包括：①躯体活动障碍，与运动中枢受损致肢体瘫痪有关。②语言沟通障碍，与语言中枢受损有关。③吞咽障碍，与意识障碍或延髓麻痹有关。④有失用综合征的危险，与意识障碍、偏瘫所致长期卧床有关。⑤焦虑／抑郁的心理，与瘫痪、失语、缺少社会支持及担心疾病预后有关。⑥知识缺乏，缺乏疾病治疗、护理、康复和预防复发的相关知识。

（五）护理措施

1. 一般护理

急性期不宜抬高患者床头，宜取头低位或放平床头，以改善头部的血液供应；恢复期枕头也不宜太高，患者可自由采取舒适的主动体位；应注意正确摆放患者肢体位置，指导和协助家属被动运动和按摩患侧肢体，鼓励和指导患者主动进行有计划的肢体功能锻炼，如指导和督促患者进行波巴斯（Bobath）握手和桥式运动，做到运动适度、方法得当，防止运动过度而造成肌腱牵拉伤。

2. 生活护理

卧床患者应保持床单位整洁和皮肤清洁，预防压力性损伤的发生。尿便失禁的患者，应用温水擦洗臀部、肛周和会阴部皮肤，更换干净衣服和被褥，必要时涂抹肤疾散类粉剂或涂油膏以保护局部皮肤黏膜，防止出现湿疹和皮肤破损；对尿失禁的男性患者可考虑使用体外导尿，如用接尿套连接引流袋等；留置导尿管的患者，应每日更换引流袋，接头处要避免反复打开，以免造成逆行感染，每4 h松开开关定时排尿，促进膀胱功能恢复，注意观察尿的量、颜色、性质是否有改变，发现异常及时报告医生处理。

3. 饮食护理

饮食以低脂、低胆固醇、低盐（高血压者）、适量糖类、丰富维生素为原则。少食肥肉、猪油、奶油、蛋黄、带鱼、动物内脏及糖果甜食等；多吃瘦肉、鱼虾、豆制品、新鲜蔬菜、水果和含碘食物，提倡食用植物油，戒烟酒。有吞咽困难的患者，药物和食物宜压碎，以利吞咽；教会患者用吸水管饮水，以减轻或避免饮水呛咳；进食时宜取坐位或半坐位，予以糊状食物从健侧缓慢喂入；必要时鼻饲流质饮食，并按鼻饲要求做好相关护理。

4. 安全护理

对有意识障碍和躁动不安的患者，床铺应加护栏，以防坠床，必要时使用约束带加以约束。对步行困难、步态不稳等运动障碍的患者，应注意其活动时的安全保护，地面保持干燥平整，防湿防滑，并注意清除周围环境中的障碍物，以防跌倒；通道和卫生间等患者活动的场所均应设置扶手；患者如厕、沐浴、外出时需有人陪护。

5. 用药护理

告知患者药物的作用与用法，注意观察药物的疗效与不良反应，发现异常情况，及时报告医生处理。

使用溶栓药物进行早期溶栓治疗时需经CT扫描证实患者无出血灶。溶栓治疗的时间窗为症状发生后3～6 h。使用低分子量肝素、巴曲酶、降纤酶、尿激酶等药物治疗时可发生出血倾向及变态反应，用药前应按药物要求做好皮肤过敏试验，检查患者凝血机制，使用过程中应定期查血常规和注意观察有无出血倾向，发现皮疹、皮下淤斑、牙龈出血或女患者经期延长等立即报告医生处理。

使用甘露醇脱水降颅内压时，需快速静脉滴注，常在15～20 min滴完，必要时还需加压快速滴注。滴注前需确定针头在血管内，因为该药漏在皮下，可引起局部组织坏死。甘露醇的连续使用时间不宜过长，因为长期使用可致肾功能损害和低血钾，故应定期检查肾功能和电解质。

使用右旋糖酐-40可出现超敏反应，使用过程中应注意观察患者有无恶心、面色苍白、血压下降和意识障碍等不良反应，发现异常及时通知医生并积极配合抢救。必要时，于使用前取本药 0.1 mL 做过敏试验。

6. 心理护理

疾病早期，患者常因突然出现瘫痪、失语等症产生焦虑、情感脆弱、易激惹等情感障碍；疾病后期，则因遗留症状或生活自理能力降低而形成悲观抑郁、痛苦绝望等不良心理。应针对患者不同时期的心理反应予以心理疏导和心理支持，关心患者的生活，尊重他们的人格，耐心告知病情、治疗方法及预后，鼓励患者克服焦虑或抑郁心理，保持乐观心态，积极配合治疗，争取达到最佳康复水平。

（六）健康指导

健康指导主要包括：①保持正常心态和有规律的生活，克服不良嗜好，合理饮食。②康复训练要循序渐进，持之以恒，要尽可能做些力所能及的家务劳动，日常生活活动不要依赖他人。③积极防治原发性高血压、糖尿病、高脂血症、心脏病。原发性高血压患者服用降压药时，要定时服药，不可擅自服用多种降压药或自行停药、换药，防止血压骤降骤升；使用降糖、降脂药物时，也需按医嘱定时服药。④定期门诊复查，检查血压、血糖、血脂、心脏功能以及智力、瘫痪肢体、语言的恢复情况，并在医生的指导下继续用药和进行康复训练。⑤如果出现头晕、头痛、视物模糊、言语不利、肢体麻木、乏力、步态不稳等症状时，请随时就医。

二、脑栓塞

脑栓塞是各种栓子随血流进入颅内动脉使血管腔急性闭塞或严重狭窄，引起相应供血区脑组织坏死及功能障碍的一组临床综合征。根据栓子来源可分为：①心源性脑栓塞，占脑栓塞的 60% ～ 75%，常见病因为慢性心房纤颤、风湿性心瓣膜病等。②非心源性脑栓塞，常见病因有动脉粥样硬化斑块脱落性栓塞、脂肪栓塞、空气栓塞、感染性栓塞等。③来源不明性脑栓塞，约 30% 的脑栓塞不能明确原因。

（一）临床表现

脑栓塞临床表现特点如下：①可发生于任何年龄，以青壮年多见。②多在活动中发病，发病急骤，数秒至数分钟达高峰。③多表现为完全性卒中，意识清楚或轻度意识障碍；栓塞血管多为主干动脉，大脑中动脉、基底动脉尖。④易继发脑出血。⑤前循环的脑栓塞，表现为偏瘫、偏身感觉障碍、失语或局灶性癫痫发作等。⑥后循环的脑栓塞，表现为眩晕、复视、交叉性瘫痪或四肢瘫痪、共济失调、饮水呛咳及构音障碍等。

（二）护理评估

1. 健康史

评估患者的既往史和用药情况。询问患者是否有慢性心房纤颤、风湿性心瓣膜病等心源性疾病，是否有动脉粥样硬化斑块脱落性栓塞、脂肪栓塞、空气栓塞、感染性栓塞等非心源性疾病。询问患者是否进行过治疗，目前用药情况怎样，是否按医嘱正确服用降压、降糖、降脂及抗凝药物。

2. 身体状况

评估患者是否有轻度意识障碍或偏瘫、偏身感觉障碍、失语或局灶性癫痫发作等症状。是否有眩晕、复视、交叉性瘫痪或四肢瘫痪、共济失调、饮水呛咳及构音障碍等。

3. 心理 - 社会状况

观察患者是否存在因疾病所致焦虑等心理问题；了解患者和家属对疾病发生的相关因素、治疗和护理方法、预后、如何预防复发等知识的认知程度；了解患者家庭条件与经济状况及家属对患者的关心和支持度。

（三）护理措施

1. 个人卫生的护理

个人卫生是脑栓塞患者自身护理的关键，如定时擦身、更换衣裤、晒被褥等。并且注意，患者的口腔卫生也是非常重要的。

2. 营养护理

患者需要多补充蛋白质、维生素、纤维素等营养。如果有吞咽障碍尚未完全恢复的患者，可以吃软的固体食物。多吃新鲜的蔬菜和水果，少吃油腻不消化、辛辣刺激的食物。

3. 心理护理

老年脑栓塞患者生活自理能力较弱，容易出现情绪躁动的情况，甚至会有失去治疗信心的情况，此时应帮助患者保持良好的心理素质，提升治疗疾病的信心，以有利于疾病的治愈，身体的康复。

（四）健康指导

1. 疾病预防指导

对有多个发病危险因素或既往史者，指导其进食高蛋白、高维生素、低盐、低脂、低热量的清淡饮食，多食新鲜蔬菜、水果、谷类、鱼类和豆类，保持能量供需平衡，戒烟、限酒；应遵医嘱规范用药，控制血压、血糖、血脂，抗血小板聚集；告知其改变不良生活方式，坚持每日进行 30 min 以上的慢跑、散步等运动，合理休息和娱乐；对有 TIA 发作史的患者，指导其在改变体位时应缓慢，避免突然转动颈部，洗澡时间不宜过长，水温不宜过高，外出时有人陪伴，气候变化时注意保暖，防止感冒。

2. 疾病知识指导

告知患者和家属本病的常见病因和控制原发病的重要性；指导患者遵医嘱长期进行抗凝治疗，预防复发；在抗凝治疗中定期门诊复诊，监测凝血功能，及时在医护人员指导下调整药物剂量。

3. 康复指导

告知患者和家属康复治疗的知识和功能锻炼的方法，帮助分析和消除不利于疾病康复的因素，落实康复计划，并与康复治疗师保持联系，以便根据康复情况及时调整康复训练方案。如吞咽障碍的康复方法包括：唇、舌、颜面肌和颈部屈肌的主动运动和肌力训练；先进食糊状或胶冻状食物，少量多餐，逐步过渡到普通食物；进食时取坐位，颈部稍前屈（易引起咽反射）；进行软腭冰刺激训练；咽下食物练习呼气或咳嗽（预防误咽）；构音器官的运动训练（有助于改善吞咽功能）。

4. 鼓励患者生活自理

鼓励患者从事力所能及的家务劳动，日常生活不过度依赖他人；告知患者和家属功能恢复需经历的过程，使患者和家属克服急于求成的心理，做到坚持锻炼，循序渐进。嘱家属在物质和精神上对患者提供帮助和支持，使患者体会到来自多方面的温暖，树立战胜疾病的信心。同时，也要避免患者产生依赖心理，增强自我照顾能力。

三、腔隙性脑梗死

腔隙性脑梗死是长期高血压引起脑深部白质及脑干穿通动脉病变和闭塞，导致缺血性微梗死，缺血、坏死和液化的脑组织由吞噬细胞移走而形成腔隙，占脑梗死的 20% ～ 30%。病灶直径 < 2 cm 的脑梗死，病灶多发可形成腔隙状态。

（一）临床表现

常见临床综合征有：①纯感觉性卒中。②纯运动性轻偏瘫。③感觉运动性卒中。④共济失调性轻偏瘫。⑤构音障碍 – 手笨拙综合征。

（二）护理措施

1. 一般护理

一般护理主要包括：①轻症患者注意生活起居有规律，坚持适当运动，劳逸结合。②晚期出现智力障碍时，要引导患者在室内或固定场所进行活动，外出时一定要有人陪伴，防止受伤和走失。

2. 饮食护理

饮食护理主要为予以富含蛋白质和维生素的低脂饮食，多吃蔬菜和水果，戒烟酒。

3. 症状护理

症状护理主要包括：①对有肢体功能障碍和感觉障碍的患者，应鼓励和指导患者进行肢体功能锻炼，尽量坚持生活自理，并注意用温水擦洗患侧皮肤，促进感觉功能恢复。②对有延髓性麻痹致进食困难的患者，应给予制作精细的糊状食物，进食时取坐位或半坐位，进食速度不宜过快，应给患者充分的进餐时间，避免进食时看电视或与患者谈笑，以免分散患者注意力，引起窒息。对有延髓性麻痹致进食呛咳的患者，如果体温增高，应注意是否有吸入性肺炎发生；同时还应注意观察患者是否有尿频、尿急、尿痛等现象，防止发生尿路感染。③对有精神症状的患者，床应加护栏，必要时加约束带固定四肢，以防坠床、伤人或自伤。④对有智力障碍的患者，外出时需有人陪护，并在其衣服口袋中放置填写患者姓名、联系电话等个人简单资料的卡片，以防走失。⑤对缺乏生活自理能力的患者，应加强生活护理，协助其沐浴、进食、穿衣等，保持皮肤和外阴清洁。

4. 用药护理

用药护理主要包括：①告知药物的作用与用法，注意观察药物的疗效与不良反应，发现异常情况及时报告医生处理。②对患有痴呆、记忆力减退或精神症状的患者应注意督促其按时服药并监督服下，同时注意观察药物疗效与不良反应。③静脉注射尼莫地平等扩血管药物时，尽量使用微量输液泵缓慢注射（8～10 mL/h），并注意观察患者有无面色潮红、头晕、血压下降等不适，如有异常应报告医生及时处理。④服用盐酸多奈哌齐片的患者应注意观察有无肝、肾功能受损的表现，定时检查肝、肾功能。

5. 心理护理

心理护理主要为关心、体贴患者，鼓励患者保持情绪稳定和良好的心态，避免焦躁、抑郁等不良心理，积极配合治疗。

（三）健康指导

健康指导主要包括：①避免进食过多动物油、黄油、奶油、动物内脏、蛋黄等高胆固醇饮食，多吃豆制品、鱼等优质蛋白食品，少吃糖。②做力所能及的家务，以防自理能力快速下降；坚持适度的体育锻炼和体力劳动，以改善血液循环，增强体质，防止肥胖。③注意安全，防止跌倒、受伤或走失。④遵医嘱正确服药。⑤定期复查血压、血脂、血糖等，如有症状加重须及时就医。

第三节　脑出血护理

脑出血（ICH）是指原发性非外伤性脑实质内的出血，也称自发性脑出血。该病在我国的发病率占急性脑血管病的30%，急性期病死率为30%～40%。老年人是脑出血发生的主要人群，脑出血以40～70岁为最主要的发病年龄。脑出血最常见的病因是高血压并发小动脉硬化，称为高血压脑出血。血管的病变与高血脂、糖尿病、高血压、吸烟等密切相关。患者往往于情绪激动、用力时突然发病。绝大多数患者发病时血压明显升高，导致血管破裂，引起脑出血。其次是脑血管畸形、脑淀粉样血管病、溶栓抗凝治疗所致脑出血等。

一、临床表现

（一）基底核区出血

基底核区出血约占全部脑出血的 70%，其中以壳核出血最常见，其次为丘脑出血。由于此区出血常累及内囊，并以内囊损害体征为突出表现，故又称为内囊区出血；壳核出血又称为内囊外侧型出血，丘脑出血又称为内囊内侧型出血。

1. 壳核出血

壳核出血系豆纹动脉尤其是其外侧支破裂所致。表现为对侧肢体轻偏瘫、偏身感觉障碍和同向性偏盲（三偏症状），优势半球出血常出现失语。凝视麻痹，呈双眼持续性向出血侧凝视。也可出现失用、体像障碍、记忆力和计算力障碍、意识障碍等临床表现。大量出血患者可迅速昏迷、反复呕吐、尿便失禁，在数小时内恶化，出现上部脑干受压征象，双侧病理征，呼吸深快不规则，瞳孔扩大固定，可出现去脑强直发作以至死亡。

2. 丘脑出血

丘脑出血系丘脑膝状体动脉和丘脑穿通动脉破裂所致。临床表现与壳核出血相似，亦有突发对侧偏瘫、偏身感觉障碍、偏盲等。但与壳核出血不同处为偏瘫多为均等或基本均等，对侧半身深浅感觉减退，自发性疼痛；特征性眼征表现为眼球向上注视麻痹，常向内下方凝视、眼球会聚障碍和无反应性小瞳孔等；可有言语缓慢而不清、重复言语、发音困难、复述差，朗读正常等丘脑性失语及记忆力减退、计算力下降、情感障碍、人格改变等丘脑性痴呆；意识障碍多见且较重，出血波及丘脑下部或破入第三脑室可出现昏迷加深、瞳孔缩小、去皮质强直等中线症状。本型死亡率较高。

3. 尾状核头出血

较少见，尾状核头出血常表现为头痛、呕吐，有脑膜刺激征，无明显瘫痪，可有对侧中枢性面、舌瘫。有时可因头痛在 CT 检查时偶然发现。

（二）脑干出血

脑桥是脑干出血的好发部位，偶见中脑出血，延髓出血极少见。

1. 脑桥出血

脑桥出血主要表现为突然头痛、呕吐、眩晕、复视、注视麻痹、交叉性瘫痪或偏瘫、四肢瘫等。出血量较大时，患者很快进入意识障碍，出现针尖样瞳孔、去大脑强直、呼吸障碍，并可伴有高热、大汗、应激性溃疡等；出血量较少时可表现为一些典型的综合征，如福维尔综合征、米亚尔-谷布勒综合征和闭锁综合征等。

2. 中脑出血

中脑出血主要表现为：①突然出现复视、上睑下垂。②一侧或两侧瞳孔扩大、眼球不同轴、水平或垂直眼震、同侧肢体共济失调，也可表现为韦伯综合征或贝内迪克特综合征。③严重者很快出现意识障碍、去大脑强直。

3. 延髓出血

延髓出血主要表现为：①重症可突然出现意识障碍，血压下降，呼吸节律不规则，心律失常，继而死亡。②轻者可表现为不典型的瓦伦贝格综合征。

（三）小脑出血

小脑出血好发于小脑上动脉供血区，即半球深部齿状核附近，发病初期患者大多意识清楚或有轻度意识障碍，表现为眩晕、频繁呕吐、枕部剧烈头痛和平衡障碍等，但无肢体瘫痪；轻症者表现出患侧肢体笨拙、行动不稳、共济失调和眼球震颤，无瘫痪；两眼向病灶对侧凝视，吞咽及发音困难，四肢锥体束征，病侧或对侧瞳孔缩小、对光反射减弱；晚期瞳孔散大，中枢性呼吸障碍，最后枕大孔疝形成而死亡；暴发型则常突然昏迷，在数小时内迅速死亡。如出血量较大，病情迅速进展，发病时或发病后 12 ～ 24 h 出现昏迷及脑干受压征象，可有面神经麻痹、两眼凝视病灶对侧、肢体瘫痪及病理反射出现等。

（四）脑叶出血

脑叶出血可发生于任何脑叶。一般症状均略轻，预后相对较好。脑叶出血除表现为头痛、呕吐外，不同脑叶的出血，临床表现亦有不同。

1. 额叶出血

额叶出血主要表现为前额疼痛、呕吐、痫性发作；对侧偏瘫、共同偏视、精神异常、智力减退等；额叶优势半球出血时可出现布罗卡失语。

2. 顶叶出血

顶叶出血表现力偏瘫较轻，而对侧偏身感觉障碍显著；对侧下象限盲；顶叶优势半球出血时可出现混合性失语，左右辨别障碍，还可出现失算、失认、失写。

3. 颞叶出血

颞叶出血表现为对侧中枢性面舌瘫及上肢为主的瘫痪；对侧上象限盲；有时有同侧耳前部疼痛；优势半球出血时可出现感觉性失语；可有颞叶癫痫、幻嗅、幻视。

4. 枕叶出血

枕叶出血主要症状为对侧同向性偏盲，并有黄斑回避现象，可有一过性黑蒙和视物变形；有时有同侧偏瘫及病理征。

（五）脑室出血

脑室出血一般分为原发性脑室出血和继发性脑室出血两种。原发性脑室出血为脑室内脉络丛动脉或室管膜下动脉破裂出血，较为少见，占脑出血的 3% ～ 5%。继发性脑室出血是由于脑内出血量大，穿破脑实质流入脑室，常伴有脑实质出血的定位症状和体征。根据脑室内血肿大小可将脑室出血分为全脑室积血（Ⅰ型）、部分性脑室出血（Ⅱ型）以及新鲜血液流入脑室内，但不形成血凝块（Ⅲ型）3 种类型。Ⅰ型因影响脑脊液循环而急剧出现颅内压增高、昏迷、高热、四肢弛缓性瘫痪或呈去皮质状态，呼吸不规则。Ⅱ型及Ⅲ型出血量较少时，仅有头痛、恶心、呕吐、脑膜刺激征阳性，无局灶性神经体征。出血量大、病情严重者迅速出现昏迷或昏迷加深，早期出现去皮质强直，脑膜刺激征阳性。常出现丘脑下部受损的症状及体征，如上消化道出血、中枢性高热、大汗、应激性溃疡、急性肺水肿、血糖增高、尿崩症等，病情多严重，预后不良。

二、护理评估

（一）健康史

（1）了解患者的既往史和用药情况：①询问患者既往是否有原发性高血压、动脉粥样硬化、高脂血症、血液病病史。②询问患者曾经进行过哪些治疗，目前用药情况怎样，是否持续使用过抗凝、降压等药物，发病前数日有无自行停服或漏服降压药的情况。

（2）询问患者的起病情况：①了解起病时间和起病形式。询问患者起病时间，当时是否正在活动，或者是在生气、大笑等情绪激动时，或者是在用力排便时。脑出血患者多在活动和情绪激动时起病，临床症状常在数分钟至数小时内达到高峰，观察患者意识状态，重症患者数分钟内可转入意识模糊或昏迷状态。②询问患者有无明显的头晕、头痛等前驱症状。大多数脑出血患者病前无预兆，少数患者可有头痛、头晕、肢体麻木等前驱症状。③了解有无头痛、恶心、呕吐等伴随症状，脑出血患者因血液刺激以及血肿压迫脑组织引起脑组织缺血、缺氧，发生脑水肿和颅内压增高，可致剧烈头痛和喷射状呕吐。

（3）了解患者的生活方式和饮食习惯：①询问患者工作与生活情况，是否长期处于紧张忙碌状态，是否缺乏适宜的体育锻炼和休息时间。脑出血患者常在活动和情绪激动时发病。②询问患者是否长期摄取高盐、高胆固醇饮食。高盐饮食可致水钠潴留，使原发性高血压加重；高胆固醇饮食与动脉粥样硬化密切相关。③询问患者是否有嗜烟、酗酒等不良习惯以及家族卒中病史。

（二）身体状况

（1）观察患者的神志、瞳孔和生命体征情况：①观察神志是否清楚，分辨有无意识障碍及其类型。无论轻症或重症脑出血患者起病初时均可以意识清楚，随着病情加重，意识逐渐模糊，常常在数分钟或数十分钟内转为昏迷。②观察瞳孔大小及对光反射是否正常。瞳孔的大小与对光反射是否正常，与出血量、出血部位有密切关联，轻症脑出血患者瞳孔大小及对光反射均可正常；"针尖样"瞳孔为脑桥出血的特征性体征；双侧瞳孔散大可见于脑疝患者；双侧瞳孔缩小、凝视麻痹伴严重眩晕，意识障碍呈进行性加重，应警惕脑干和小脑出血的可能。③观察生命体征的情况，重症脑出血患者呼吸深沉带有鼾声，甚至呈潮式呼吸或不规则呼吸；脉搏缓慢有力，血压升高；当脑桥出血时，丘脑下部对体温的正常调节被阻断而使体温严重上升，甚至呈持续高热状态；出现脉搏增快，体温升高，血压下降，则有生命危险。

（2）观察患者有无神经功能受损：①观察有无"三偏征"。大脑基底核为最常见的出血部位，当累及内囊时，患者常出现偏瘫、偏身感觉障碍和偏盲。②了解有无失语及失语类型。脑出血累及大脑优势半球时，常出现失语症。③检查有无眼球运动及视力障碍。除了内囊出血可发生"偏盲"外，枕叶出血可引起皮质盲；丘脑出血可压迫中脑顶盖，产生双眼上视麻痹而固定向下注视；脑桥出血可表现为交叉性瘫痪，头和眼转向非出血侧，呈"凝视瘫肢"状；小脑出血可有面神经麻痹、眼球震颤、两眼向病变对侧同向凝视。④检查有无肢体瘫痪及瘫痪类型。除内囊出血、丘脑出血和额叶出血引起"偏瘫"外，脑桥小量出血还可引起交叉性瘫痪，脑桥大量出血（出血量＞5 mL）和脑室大出血可迅即发生四肢瘫痪和去皮质强直发作。⑤其他。颞叶受累除了发生感觉性失语外，还可引起精神症状；小脑出血则可出现眩晕、眼球震颤、共济失调、行动不稳、吞咽障碍。

（三）心理 - 社会状况

评估脑出血患者是否因有偏瘫、失语等后遗症，而产生抑郁、沮丧、烦躁、易怒、悲观、失望等情绪反应；评估这些情绪是否对日后生活有一定的影响。

三、常见护理问题

常见护理问题主要包括：①生活自理能力缺陷，与脑出血卧床有关。②潜在并发症，如脑疝、上消化道出血。

四、护理措施

（一）一般护理

患者绝对卧床休息 4 周，抬高床头 15°～30°，以促进脑部静脉回流，减轻脑水肿；取侧卧位或平卧头侧位，防止呕吐物反流引起误吸。脑出血急性期患者应尽量就地治疗，避免不必要的搬动，并注意保持病房安静，严格限制探视。翻身时，注意保护头部，动作宜轻柔缓慢，以免加重出血，避免咳嗽和用力排便。神经系统症状稳定后 48～72 h，患者即可开始早期康复锻炼，但应注意不可过度用力或憋气。恢复期的康复训练不可急于求成，应循序渐进、持之以恒。

（二）饮食护理

急性期患者给予高蛋白、高维生素、高热量饮食，并限制钠盐摄入（＜3 g/d）。有意识障碍、消化道出血的患者宜禁食 24～48 h，然后酌情给予鼻饲流质饮食，如牛奶、豆浆、藕粉或混合匀浆等，4～5 次/日，每次约 200 mL。恢复期患者应给予清淡、低盐、低脂、适量蛋白质、高维生素食物，戒烟酒，忌暴饮暴食。

（三）症状护理

症状护理主要包括：①对神志不清、躁动或有精神症状的患者，床应加护栏，并适当约束，防止跌伤。②注意保持呼吸道通畅。及时清除口鼻分泌物，协助患者轻拍背部，以促进痰痂的脱落排出，但急性期应避免剧烈咳嗽，必要时可给予负压吸痰、吸氧及定时雾化吸入。③协助患者完成生活护理。按时翻身，保持床单干燥整洁，保持皮肤清洁卫生，预防压力性损伤的发生；如有闭眼障碍的患者，应涂四环素软膏，并用湿纱布盖眼，保护角膜；昏迷和鼻饲患者应做好口腔护理，2 次 / 日。有尿便失禁的患者，注意及时用温水擦洗外阴及臀部，保持皮肤清洁、干燥。④有吞咽障碍的患者，喂饭喂水时不宜过急，遇呕吐或反呛时应暂停喂食喂水，防止食物呛入气管引起窒息或吸入性肺炎，对昏迷等不能进食的患者可酌情予以鼻饲流质饮食。⑤注意保持瘫痪肢体功能位置，防止足下垂；被动运动关节和按摩患肢，防止手足挛缩、变形及神经麻痹；病情稳定后应尽早开始肢体功能锻炼和语言康复训练，以促进神经功能的早日康复。⑥中枢性高热的患者先行物理降温，如温水擦浴、酒精浴、冰敷等，效果不佳时可给予退热药，并注意监测和记录体温的情况。⑦密切观察病情，尤其是患者生命体征、神志、瞳孔的变化，及早发现脑疝的先兆表现，一旦出现，应立即报告医生及时抢救。

（四）用药护理

告知药物的作用与用法，注意观察药物的疗效与不良反应，发现异常情况，及时报告医生处理。

颅内高压患者使用 20% 的甘露醇静脉滴注脱水时，要保证绝对快速输入，20% 的甘露醇 50 ～ 100 mL 要在 15 ～ 30 min 滴完，注意防止药液外漏，并注意尿量与血电解质的变化，尤其应注意有无低血钾发生。①患者每日补液量可按尿量加 500 mL 计算，总量在 1 500 ～ 2 000 mL，如有高热、多汗、呕吐或腹泻者，可适当增加补液量。②每日补钠 50 ～ 70 mmol/L，补钾 40 ～ 50 mmol/L。防止低钠血症，以免加重脑水肿。

叮嘱患者严格遵医嘱服用降压药，不可骤停和自行更换，亦不宜同时服用多种降压药，避免血压骤降或过低致脑供血不足。应根据患者的年龄、基础血压、病后血压等情况判定最适血压水平，缓慢降压，不宜使用强降压药（如利舍平）。用地塞米松消除脑水肿时，因其易诱发上消化道应激性溃疡，应观察患者有无呃逆、上腹部饱胀不适、胃痛、呕血、便血等症，注意胃内容物或呕吐物的性状，以及有无黑便；鼻饲流质饮食的患者，注意观察胃液的颜色是否为咖啡色或血色，必要时可做隐血试验检查，如发现异常及时通知医生处理。躁动不安的患者可根据病情遵医嘱给予小剂量镇静、镇痛剂；患者有抽搐发作时，可用地西泮经静脉缓慢注射，或口服苯妥英钠。

（五）心理护理

主动关心患者与家属，耐心介绍病情及预后，消除其紧张焦虑、悲观抑郁等不良情绪，保持患者及家属情绪稳定，使其积极配合抢救与治疗。

五、健康指导

指导患者避免情绪激动，去除不安、恐惧、愤怒、抑郁等不良情绪，保持正常心态。给予低盐低脂、适量蛋白质、富含维生素与纤维素的清淡饮食，多吃蔬菜、水果，少食辛辣刺激性强的食物，戒烟酒。生活有规律，保持排便通畅，避免排便时用力过度和憋气。坚持适度锻炼，避免重体力劳动。如坚持做保健体操、散步、打太极拳等。尽量做到日常生活自理，康复训练时注意克服急于求成的心理，做到循序渐进、持之以恒。

指导患者定期复查血压、血糖、血脂、血常规等项目，积极治疗原发性高血压、糖尿病、心脏病等原发疾病。如出现头痛、呕吐、肢体麻木无力、进食困难、饮水呛咳等症状时需及时就医。

参考文献

[1] 蔡姣芝,邱圣红.肿瘤内科护理 [M].广州：广东科技出版社，2021.

[2] 陈立梅,陈立荣,吴云玲.临床护理指南 [M].北京：军事医学科学出版社，2010.

[3] 丁蔚,王玉珍,胡秀英.消化系统疾病护理实践手册 [M].北京：清华大学出版社，2016.

[4] 冯丽.急诊急救实用护理规范 [M].上海：复旦大学出版社，2021.

[5] 龚丛芬.神经内科危重症护理 [M].北京：科学技术文献出版社，2019.

[6] 胡予.甲状腺疾病诊断与治疗 [M].上海：上海科学技术文献出版社，2020.

[7] 霍孝蓉,王海芳,王洁.骨科护理质量标准与质量监测指标：2017 版 [M].苏州：苏州大学出版社，2018.

[8] 李会敏,张新荣,魏江玲,等.实用新生儿护理规范与重点 [M].北京：科学技术文献出版社，2017.

[9] 李慧卿.消化系统疾病的护理及健康指导 [M].昆明：云南科技出版社，2017.

[10] 李艳梅.北京协和医院神经内科护理工作指南 [M].北京：人民卫生出版社，2015.

[11] 刘彩凤等.现代临床护理技术 [M].上海：上海交通大学出版社，2018.

[12] 刘芳.神经内科重症护理手册：第 2 版 [M].北京：人民卫生出版社，2022.

[13] 刘敏,袁巍,王慧.临床护理技术与常见疾病护理 [M].长春：吉林科学技术出版社,2021.

[14] 芦桂芝,李强.成人护理学（第 4 册）——消化系统疾病病人护理 [M].北京：人民卫生出版社，2015.

[15] 吕纯纯.儿科疾病临床护理 [M].长春：吉林科学技术出版社，2018.

[16] 苗蓓蓓,张蔚,刘振波.现代护理教学与临床实践 [M].广州：世界图书出版广东有限公司，2019.

[17] 潘文彦.实用重症临床护理规范 [M].上海：复旦大学出版社，2021.

[18] 强万敏.肿瘤护理 [M].天津：天津科技翻译出版有限公司，2022.

[19] 沙丽,普春丽,孟月仙.实用急诊护理管理与临床实践 [M].昆明：云南科技出版社,2018.

[20] 沈开忠.消化系统疾病病人护理 [M].杭州：浙江大学出版社，2016.

[21] 石会乔,魏静.外科疾病观察与护理技能 [M].北京：中国医药科技出版社，2019.

[22] 宋宇,徐菲.神经内科护理 [M].北京：人民卫生出版社，2019.

[23] 王芳,白志仙,赵蓉.肿瘤患者放疗护理指导手册 [M].昆明：云南科技出版社，2022.

[24] 王丽慧.实用骨科临床护理指导 [M].汕头：汕头大学出版社，2019.

[25] 王玲芳.实用临床护理技术 [M].长春：吉林科学技术出版社，2017.

[26] 王婷.实用临床护理技术与护理管理 [M].北京：科学技术文献出版社，2020.

[27] 王亚平,孙洋.儿科疾病观察与护理技能 [M].北京：中国医药科技出版社，2019.

[28] 魏毅东.心力衰竭的现代管理 [M].上海：同济大学出版社，2017.

[29] 吴修峰. 现代外科疾病诊疗与护理 [M]. 沈阳：沈阳出版社，2020.

[30] 席淑华，李蕊，彭飞. 实用急诊护理：第 3 版 [M]. 上海：上海科学技术出版社，2023.

[31] 肖映平，林莉. 全彩脊柱手术护理 [M]. 长沙：湖南科学技术出版社，2023.

[32] 谢小华. 急诊急救护理技术：全彩图文版 [M]. 长沙：湖南科学技术出版社，2020.

[33] 杨小芳，邵继萍. 骨科常见病的护理与健康教育 [M]. 广州：中山大学出版社，2013.

[34] 叶丹. 临床护理常用技术与规范 [M]. 上海：上海交通大学出版社，2020.

[35] 张翠华，张婷，王静，等. 现代常见疾病护理精要 [M]. 青岛：中国海洋大学出版社，2021.

[36] 张国欣，张莉，柳朝晴. 消化内科常见疾病治疗与护理 [M]. 北京：中国纺织出版社有限公司，2021.

[37] 张善红. 消化内科疾病临床护理实践手册 [M]. 西安：西安交通大学出版社，2017.

[38] 赵春苗，郝继玉，管娜娜. 现代临床实用护理 [M]. 沈阳：沈阳出版社，2019.

[39] 赵衍玲，吕艳平，刘宏琪，等. 消化系统经典疾病临床与护理 [M]. 哈尔滨：黑龙江科学技术出版社，2022.

[40] 周文娟，刘义兰，胡德英. 新编骨科康复护理指南 [M]. 武汉：华中科技大学出版社，2013.

[41] 周英，赵静，孙欣. 实用临床护理 [M]. 长春：吉林科学技术出版社，2019.

[42] 朱燕. 儿科疾病护理与健康指导 [M]. 成都：四川科学技术出版社，2022.